T0145006

essentials

essentials liefern aktuelles Wissen in konzentrierter Form. Die Essenz dessen, worauf es als „State-of-the-Art" in der gegenwärtigen Fachdiskussion oder in der Praxis ankommt.
essentials informieren schnell, unkompliziert und verständlich

- als Einführung in ein aktuelles Thema aus Ihrem Fachgebiet
- als Einstieg in ein für Sie noch unbekanntes Themenfeld
- als Einblick, um zum Thema mitreden zu können

Die Bücher in elektronischer und gedruckter Form bringen das Fachwissen von Springerautorinnen kompakt zur Darstellung. Sie sind besonders für die Nutzung als eBook auf Tablet-PCs, eBook-Readern und Smartphones geeignet. *essentials* sind Wissensbausteine aus den Wirtschafts-, Sozial- und Geisteswissenschaften, aus Technik und Naturwissenschaften sowie aus Medizin, Psychologie und Gesundheitsberufen. Von renommierten Autorinnen aller Springer-Verlagsmarken.

Marianna Hricová

Das Elterngespräch in der Logopädie bei Mehrsprachigkeit

Ein Gesprächsleitfaden für interkulturelle Kompetenz

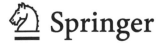 Springer

Marianna Hricová
München, Deutschland

ISSN 2197-6708   ISSN 2197-6716   (electronic)
essentials
ISBN 978-3-662-66876-4   ISBN 978-3-662-66877-1   (eBook)
https://doi.org/10.1007/978-3-662-66877-1

Die Deutsche Nationalbibliothek verzeichnet diese Publikation in der Deutschen Nationalbibliografie; detaillierte bibliografische Daten sind im Internet über http://dnb.d-nb.de abrufbar.

Planung/Lektorat: Ulrike Hartmann
Springer ist ein Imprint der eingetragenen Gesellschaft Springer-Verlag GmbH, DE und ist ein Teil von Springer Nature.
Die Anschrift der Gesellschaft ist: Heidelberger Platz 3, 14197 Berlin, Germany

Was Sie in diesem *essential* finden können

- Einführung in die logopädische Beratung bei mehrsprachigen Kindern und deren Eltern
- Eine Übersicht über die theoretischen Modelle zum Verständnis verschiedener Kulturen
- Empfehlungen für die inter(trans)kulturelle Gesprächsführung
- Bausteine und Elemente für die logopädische Beratung
- Besonderheiten bei Mehrsprachigkeit mit zahlreichen Beispielen und Erläuterungen im Kontext der kulturellen Spezifika

Inhaltsverzeichnis

Logopädische Beratung im Kontext der Mehrsprachigkeit

Im logopädischen Alltag ist die Arbeit mit mehrsprachigen Kindern und deren Eltern keine Seltenheit mehr. Damit gehen viele Fragen einher, die nicht nur die Mehrsprachigkeit als linguistisches Phänomen betreffen, sondern sich auch auf die Besonderheiten der Kommunikation in diesem Kontext beziehen. In diesem Zusammenhang tritt die Frage nach kulturellen Einflüssen in einem Elterngespräch auf. Inwieweit lässt sich das Verhalten der Eltern, des Kindes oder deren Kommunikation auf den sprachlichen oder kulturellen Hintergrund zurückführen? Lassen sich die wahrgenommenen Unterschiede dadurch überhaupt erklären, oder ist jede Interaktion im therapeutischen Kontext hoch individuell und lässt sich nicht einfach nach Sprache oder Kultur kategorisieren?

1.1 Kultur und kulturelle Identität

Je nach Definition kann man die Kultur als eine statische Struktur – ein Orientierungssystem („being culture") – oder als einen interaktiven Prozess („doing culture") sehen. Nach dem Konzept der „being culture" teilen Angehörige einer Kultur die gleichen Werte, Normen, Wahrnehmungs- und Handlungsmuster. Demnach bestimmt die Kultur die Art unseres Wahrnehmens, Denkens, Wertens und Handelns (Thomas, 2004). In der Kommunikation kann es zwischen den Personen aus unterschiedlichen Kulturen zu Differenzerfahrungen oder Missverständnissen kommen. Beim „doing culture" wird Kultur interaktiv geschaffen, reproduziert und modifiziert. Kulturelle Zugehörigkeit wird dementsprechend interaktiv konstruiert und dekonstruiert (Hansen, 2011). Die Kommunikation wird hier als Prozess der Aushandlung von Symbolen und Praktiken verstanden. Diese können während der Kommunikation umgedeutet und neu entwickelt werden. Die

M. Hricová, *Das Elterngespräch in der Logopädie bei Mehrsprachigkeit*, essentials, https://doi.org/10.1007/978-3-662-66877-1_1

kulturelle Zugehörigkeit und das Ziehen von Grenzen zwischen den Kulturen werden hier durch die Sprache konstruiert.

Kulturelle Identität wird somit ein Konstrukt. Wohin gehöre ich? Wo sehen mich die Anderen? Das kulturelle Verständnis von sich selbst entsteht durch Interaktion – und Kommunikation mit den Anderen, durch und in der Einbindung in die soziale Gemeinschaft. In der inneren Dimension der Identität finden sich die Kohärenz und die Authentizität, nach außen sind es die Anerkennung und die Handlungen, die das individuelle Kulturverständnis ausmachen.

Die Frage der kulturellen Zugehörigkeit wird noch komplexer, wenn man die pluralen Gesellschaften betrachtet. Begriffe wie fragmentierte kulturelle Identität, Patchworkidentität, „fuzzy cultures" – ein Ansatz, der annimmt, dass Kulturen nicht klar voneinander abgegrenzt werden können und ihre Ränder vielmehr ein Zusammenfluss verschiedener transkultureller Netzwerke darstellen (Bolten, 2013), oder die Bewegung von lokaler zur globalen Identität versuchen, diese Komplexität zu beschreiben.

1.2   Kultur, Sprache und Mehrsprachigkeit

Betrachtet man in diesem Kontext die Rolle der Sprache, muss auch der Begriff „Translanguaging" erwähnt werden. Dieser versucht die Komplexität der sprachlichen Welt mehrsprachiger Personen zu beschreiben. Darunter versteht man ein multimodales und multisemiotisches System mit einzelnen verflochtenen Elementen, die nicht der einen oder der anderen Einzelsprache zuzuordnen sind, sondern über diese Ebene hinausgehen. Es handelt sich hierbei viel eher um Praktiken, die sozial situiert und identitätsrelevant sind, als um Sprachwissen oder sprachliche Strukturen. Diese Praktiken verleihen dem „Translanguaging" einen transformativen Charakter, wodurch eine dynamische Integration von Sprache, Kognition und Identität möglich wird (Poza, 2017).

Als komplex und dynamisch werden auch die Sprachentwicklungsverläufe bei der Mehrsprachigkeit von Kindern beschrieben. Dynamische systemtheoretische Ansätze richten den Fokus auf die Veränderungen der Sprachsysteme im Laufe der Zeit. Man erklärt das Danach durch das Davor und konzentriert sich nicht nur auf das Jetzt (Jessner & Allgäuer-Hackl, 2015). Die Sprache ist permanenten Veränderungen unterworfen, die zugleich individuell und sozial bedingt sind. Dadurch ist die sprachliche Kompetenz im Kontext der Mehrsprachigkeit viel mehr ein Abbild der Biografie des Menschen und dessen Beziehung zu den Sprachen als eine reine zeitliche Abfolge vom Spracherwerb.

1.3 Beratung bei Mehrsprachigkeit

Vor diesem Hintergrund werden die Kommunikation und die Beratung im mehrsprachigen Kontext vor einige Herausforderungen gestellt. Wie lassen sich diese am besten identifizieren und systematisieren, ohne die kulturelle Komplexität zu reduzieren und dadurch zu polarisieren oder zu stereotypisieren?

Logopädische Beratung dient dem Informieren, Beraten und Begleiten. Zu den Inhalten eines Beratungsgesprächs gehört häufig die Klärung des Anliegens, eine gemeinsame Zielformulierung, Therapieplanung sowie die Besprechung und Reflexion des Therapieverlaufs. Die Beratungssituation braucht somit einen informativen Teil, der das Fachwissen erfordert, und einen begleitenden Teil, der sich mit den Gefühlen, Wünschen und Problemen auseinandersetzt. Die Beratungsrichtung kann je nach theoretischem Ansatz oder Orientierung individuell gestaltet werden. Zu geläufigen Ansätzen in der logopädischen Arbeit gehören die klientenzentrierte, oder – vor allem in der Elternberatung – die systemisch ausgerichtete Beratung. Der klientenzentrierte Ansatz nach Carl Rogers stellt die therapeutischen Haltungen der Echtheit, Empathie und Akzeptanz in den Vordergrund. Im Zuge dessen soll eine ganzheitliche und individuelle Betrachtungsweise des Menschen möglich sein (Rogers, 1973). Der systemische Ansatz, der aus der Kommunikationspsychologie Paul Watzlawicks hervorgeht (Watzlawick et al., 2011), betrachtet Probleme im Zusammenhang mit dem jeweiligen System. Die Haltung gegenüber dem Klienten besteht hier aus der Neutralität und Neugier, der Erweiterung von Möglichkeiten, dem Anregen sowie der Ressourcen- und Lösungsorientierung (Schlippe & Schweitzer, 2019). Der systemische Ansatz erklärt das Verhalten des Klienten, indem er die Beziehungen und Zusammenhänge innerhalb eines sozialen Systems, wie Familie oder Schule analysiert/berücksichtigt.

Um im Kontext der Mehrsprachigkeit und kulturellen Vielfalt kompetent und professionell arbeiten zu können, bedarf es der inter-/transkulturellen Kompetenz (für die Differenzierung der Begriffe (s. Vanderheiden & Mayer, 2014), die als eine Trias bestehend aus Wissen, Haltung und Handeln verstanden werden kann (Borke & Keller, 2021). Das Wissen über die Kulturdimensionen, -typen, -modelle und deren Besonderheiten, sowie das Wissen über die Spezifika des Beratungsgesprächs im Kontext der Mehrsprachigkeit stellen eine gute Basis dar. Die Grundhaltungen wie Echtheit, Empathie, Akzeptanz, Neutralität und Neugier bilden eine solide Grundlage für das kompetente Handeln im Umgang mit der Vielfalt der Klientel im sprachtherapeutischen Beratungsgespräch.

Kulturkompass

2

Im Folgenden werden kulturelle Dimensionen, Typen und Modelle beschrieben, um eine theoretische Basis zu schaffen. Dabei handelt es sich um die häufigsten Modelle mit der hohen Relevanz für das praktische Handeln im logopädischen Kontext. Dadurch wird nicht nur das Wissen über die Spezifika zahlreicher Kulturen, deren Verhalten und deren Kommunikation erweitert, sondern auch das Bewusstsein über die Besonderheiten der eigenen Kultur gesteigert.

2.1 Kulturreflexivität

Das sog. „tasting the water you swim in", wie es Meyer (2018) bezeichnet, beschreibt die Wahrnehmung der eigenen Kultur. Dabei soll man „das Wasser, in dem man schwimmt" so wahrnehmen, als ob man kein Fisch, sondern ein Landtier wäre. Dadurch erfährt man eigene Kultur aus einer noch unbekannten Perspektive und steigert dadurch das Bewusstsein und erweitert eigene inter-/transkulturelle Kompetenz. Die gewohnte Art, die Welt durch die Brille der eigenen Kultur zu sehen, erscheint manchmal so offensichtlich, dass die Vorstellung schwerfällt, dass die Welt durch eine andere „kulturelle Brille" anders aussieht. Kulturelle Verhaltens- und Glaubensmuster beeinflussen unsere Wahrnehmungen – das, was wir sehen, unsere Kognitionen – das, was wir denken und unsere Handlungen – das, was wir tun. In diesem Zusammenhang gilt auch zu berücksichtigen, dass die durch die kulturelle Vielfalt wirkenden Sichtweisen, Werte, Ansichten und Haltungen in Abhängigkeit von der Teilhabe des Individuums an unterschiedlichen Lebenskontexten wirken (Niebuhr-Siebert, 2021). Dies macht die kulturellen Verhaltens- und Glaubensmuster dynamisch und kontextabhängig. Daher sind die im Folgenden beschriebenen Klassifikationen der Kulturen nicht als statische Kategorien, sondern viel eher als eine Abstraktion zu sehen, die

5

M. Hricová, *Das Elterngespräch in der Logopädie bei Mehrsprachigkeit,* essentials, https://doi.org/10.1007/978-3-662-66877-1_2

Tendenzen aufzeigt. Dies dient als eine Orientierung, die Kultur besser als dynamisches Konstrukt zu verstehen, die durch menschliche Interaktion geschaffen, reproduziert und ständig verändert wird (Riegler, 2003).

2.2   Kulturdimensionen nach Hofstede

Das erweiterte Modell nach Hofstede teilt die Kultur in sechs Dimensionen ein (Towers & Peppler, 2017):

- Machtdistanz (gering – groß),
- Kollektivismus (vs. Individualismus),
- Maskulinität (vs. Femininität),
- Unsicherheitsvermeidung (gering – groß),
- Langzeitorientierung (vs. Kurzzeitorientierung),
- Nachgiebigkeit (vs. Beherrschung).

Die Machtdistanz bezieht sich u. a. auf die Verteilung der Machtverhältnisse innerhalb sozialer Systeme und wie die Gesellschaft mit Ungleichheiten zwischen den Menschen umgeht. Das Maß an Machtdistanz wirkt sich auch auf die Kommunikation und Entscheidungen aus. Gesellschaften mit hoher Machtdistanz akzeptieren es nicht, wenn die Meinungen von Autoritäten nicht geteilt werden. Bei geringer Machtdistanz handelt es sich eher um eine symmetrische Kommunikation, an der jeder teilnehmen und seine Entscheidungen frei treffen kann.

In kollektivistischen Kulturen steht die Gruppendynamik im Vordergrund. Die Integration des Einzelnen ist von großer Bedeutung und zieht die Verpflichtung der gegenseitigen Unterstützung und Fürsorge und somit die Werte der Verbundenheit mit sich. In individualistischen Gesellschaften hingegen stehen Autonomie, Unabhängigkeit und Selbstbestimmung an oberster Stelle. Das Individuum sorgt für sich selbst und kann Probleme ohne die Hilfe seiner Mitmenschen lösen. Eine Erweiterung dieser Dimension ist die Einteilung in horizontale und vertikale Kulturen nach Triandis (Wagner, 2017). Horizontale Kulturen zeichnen sich insbesondere durch flache hierarchische Strukturen und eine hohe Durchlässigkeit aus. Vertikale Kulturen zeichnet ein hohes Maß an Hierarchie und starre Strukturen aus.

Die soziokulturelle Kategorie Maskulinität vs. Femininität fasst die Werte auf, die in der Gesellschaft als wichtiger angesehen werden. Die männliche Seite repräsentiert eine Präferenz in der Gesellschaft für Leistung oder Durchsetzungsvermögen. Die Gesellschaft insgesamt ist wettbewerbsfähiger. Die weibliche Seite repräsentiert Kooperation oder Fürsorge. Die Gesellschaft insgesamt ist konsensorientierter. In dieser Dimension ist auch die Flexibilität der Ansichten von Geschlechterrollen inbegriffen. Bei maskulinen Gesellschaften gibt es demnach klare Rollenaufteilungen, wohingegen feminine Kulturen auch andere Formationen zulassen, was bedeutet, dass Männer zum Beispiel auch Aufgaben übernehmen, die sonst eher von Frauen erledigt werden, und umgekehrt.

Die Unsicherheitsvermeidung beschreibt den Umgang der Mitglieder der jeweiligen Kultur mit neuen, ungewohnten Situationen. Liegt eine starke Unsicherheitsvermeidung vor, kann davon ausgegangen werden, dass die Personen nur sehr schwer mit ungewohnten Situationen oder unstimmigen Sachverhalten umgehen können und eher einen geregelten Ablauf bevorzugen.

Das Kontinuum lang- oder kurzfristige Ausrichtung betrachtet den Umgang mit Erfolgen und Zielen. Gesellschaften mit einer Langzeitorientierung streben langfristige Veränderungen und Erfolge an, die oftmals auf guten Beziehungen basieren. Kulturen mit Kurzzeitorientierung legen den Fokus eher auf das Gegenwärtige und handeln nicht zukunftsorientiert.

Die letzte Dimension Nachgiebigkeit vs. Beherrschung beschreibt, wie innerhalb einer Gesellschaft mit Auslebung der eigenen Bedürfnisse umgegangen wird. Geht man den eigenen Wünschen und Impulsen nach, oder versucht man sie durch Kontrolle zu beherrschen? Dazu gehört auch zum Beispiel, ob man eher einen optimistischeren oder einen pessimistischeren Blick auf die Zukunft hat.

2.3 Kulturdimensionen nach Hall und Hall

Hall und Hall (2006) unterscheiden die Kulturen nach vier Dimensionen:

- Dichte der Informationsnetze (Kontext):
  - Low-Context-Kulturen,
  - High-Context-Kulturen,
- Raum:
  - Nähe und Distanz in der Kommunikation (Proxemik),
- Zeit:
  - monochrone Gesellschaften („Zeit als Struktur"),
  - polychrone Gesellschaften („Zeit als Kommunikation"),
- Informationsfluss:
  - schnell,

– langsam.

Die Dimensionen des Kontextes und des Informationsflusses beziehen sich auf die Informationsvermittlung innerhalb von Kulturen. Je nach Dichte des Informationsnetzes brauchen die Gesprächspartner mehr oder weniger Hintergrundwissen, um das Gespräch nachvollziehen zu können (Kumbruck & Derboven, 2016). Um kulturelle Auswirkungen auf die Informationsübermittlung innerhalb der logopädischen Beratung besser verstehen zu können, wird im Folgenden die Unterteilung in High- und Low-Context-Kulturen erläutert.

Low-Context-Kulturen kennzeichnen sich durch einen expliziten Informationsaustausch, der die relevanten Daten und Fakten in den Vordergrund stellt und somit wenig Interpretationsspielraum zulässt. Gesprächspartner vertrauen darauf, dass die Informationen aussagekräftig genug sind, um darauf basierend Entscheidungen treffen zu können. Nonverbale Signale werden eher weniger verwendet. Ein typisches Beispiel für eine solche Kommunikationsform ist die deutsche Kommunikation.

Bei High-Context-Kulturen hingegen stehen zunächst die Atmosphäre, das Umfeld und die nonverbalen Signale im Vordergrund. Die Informationen sind oft nicht aussagekräftig genug, weshalb die Interpretation der Aussagen vom Individuum und seinen Auffassungen abhängt. Botschaften enthalten oft eine Sach- und Beziehungsebene und sollten im Zusammenhang mit der jeweiligen Situation betrachtet werden (Tab. 2.1).

Die Dimension Raum beschäftigt sich mit der Distanz innerhalb von zwischenmenschlicher Kommunikation und Beziehungen sowie deren Bedeutung im sozialen Leben. Die Akzeptanz von zwischenmenschlicher Nähe kann je nach Kultur variieren und ist unterschiedlich ausgeprägt. Hall spricht hier von Proxemik und gliedert interpersonelle Interaktionen in vier Distanzen ein: intim, persönlich, sozial und öffentlich. Von intimer Distanz wird bei einem Abstand der Interaktionspartner von weniger als 0,5 m gesprochen. Die persönliche Distanz liegt bei einem Abstand der Personen von 0,5 bis 1,2 m. Die soziale Distanz liegt zwischen 1,2 bis 3,5 m. Die öffentliche Distanz beginnt bei einem Abstand von 3,5 m. Bei der Beurteilung der Nähe und Distanz zwischenmenschlicher Interaktionen spielen auch die Quantität und Qualität eine wichtige Rolle sowie die Intensität und Richtung des Blickkontakts, die Zuwendung und Körperhaltung in der Interaktion sowie die Art und Intensität einer Berührung (Arme, Hände, Kopf, Rücken, Schultern).

Die Dimension Zeit unterscheidet zwischen monochronen und polychronen Gesellschaften. Monochrone Kulturen achten darauf, ihr Leben zusammenhängend zu planen und alle Aufgaben strukturiert aufeinander aufzubauen; zudem

Tab. 2.1 Charakteristika der High-Context- und Low-Context-Kulturen

	High-Context-Kulturen	Low-Context-Kulturen
Offenheit der Kommunikation	Viele verdeckte und implizite Botschaften, mit Verwendung von Metaphern und Lesen zwischen den Zeilen	Viele offene und explizite Botschaften, die einfach und klar sind
Fehlerverhalten	Interne Attribution der Misserfolge und persönliche Akzeptanz für Fehler	Externe Fehlerzuschreibung und Schuldzuweisung
Einsatz nonverbaler Kommunikation	Viel nonverbale Kommunikation	Verbale Kommunikation steht im Vordergrund
Ausdruck der Reaktion	Zurückhaltende, innere Reaktionen	Sichtbare äußere Reaktion
Stärke und Zusammenhalt der Gruppen	Starke Unterscheidung zwischen In-Group und Out-Group und starker Familiensinn	Flexible und offene Gruppierungsmuster, die nach Bedarf geändert werden können
Zwischenmenschliche Bindung	Starke zwischenmenschliche Bindungen mit Zugehörigkeit zu Familie und Gemeinschaft	Fragile Bindungen zwischen Menschen mit wenig Loyalitätsgefühl
Stärke und Bedeutung von Beziehungen	Beziehungen sind von großer Bedeutung und wichtiger als die Aufgabe	Beziehungen sind von geringer Bedeutung, Aufgaben sind wichtiger als Beziehungen
Zeitliche Flexibilität	Die Zeitwahrnehmung ist offen und flexibel, der Prozess ist wichtiger als das Ergebnis	Die Zeit ist hochgradig organisiert, das Ergebnis ist wichtiger als der Prozess

sind sie sehr bedacht, was Pünktlichkeit und Zuverlässigkeit angeht. Typische Vertreter sind zum Beispiel die USA oder Deutschland (Wagner, 2017). Polychrone Gesellschaften, wie zum Beispiel südeuropäische Länder, erledigen viele Aufgaben parallel, wobei nicht das Ergebnis im Vordergrund steht, sondern die Aufgabe selbst und die Beziehungen. Feste Zeitpläne gibt es meistens nicht (Tab. 2.2).

Informationsfluss beschreibt, wie schnell (oder langsam) eine Nachricht zum Empfänger und dieser daraufhin für eine Aktion oder Antwort braucht. Auch hier kann eine Verbindung zu anderen analysierten Kategorien aufgebaut werden,

Tab. 2.2 Charakteristika der monochronen und der polychronen Kulturen

	Monochrone Kulturen	Polychrone Kulturen
Aktivität	Eine Sache nach der anderen tun	Gleichzeitig mehrere Dinge tun
Fokus	Konzentration auf die aktuell laufende Aufgabe	Leicht ablenkbar von der aktuellen Aufgabe
Zeitwahrnehmung	Konzentration auf die verfügbare Zeit für die aktuelle Aufgabe	Konzentration viel mehr darauf, was erledigt werden soll, als darauf, wie viel Zeit dafür zur Verfügung steht
Prioritäten	Arbeit, Aufgaben oder Pflichten haben Priorität	Beziehungen haben Priorität
Umgang mit Eigentum	Seltenes Leihen und Verleihen der Sachen	Leihen und Verleihen oft und einfach
Pünktlichkeit	Großer Wert auf Pünktlichkeit	Pünktlichkeit hängt von der Beziehung ab

da „High-Context"-Kommunikation einen langsamen Informationsfluss hat und „Low-Context"-Kommunikation einen eher schnelleren. In polychromen Kulturen zirkulieren Informationen schnell und informell. In monochromen Kulturen zirkulieren die Informationen eher langsam und formalisiert.

2.4 Kulturtypen nach Lewis

Das Modell von Lewis basiert auf den Kulturtypen von Hall & Hall der monochronen und polychronen Kulturen. Er fasst diese etwas weiter auf und ergänzt sie um das dritte Konzept der Reaktivität, nach dem er asiatische Kulturen näher untersucht hatte. Das Modell umfasst folgende Kulturtypen (Lewis, 2007):

- linear-aktive Kulturen (Nordamerika, Großbritannien, nordeuropäische Länder außer Finnland),
- multiaktive Kulturen (Südeuropa, die arabischen Länder, Indien, Afrika, Lateinamerika),
- reaktive Kulturen (asiatische Länder und Finnland).

Die Übersicht in Tab. 2.3 stellt die jeweiligen Kulturtypen mit deren Eigenschaften in Verbindung.

Tab. 2.3 Charakteristika der linear-aktiven, multiaktiven und reaktiven Kulturen

Linear-aktive Kulturen	Multiaktive Kulturen	Reaktive Kulturen
• handlungsbezogen • Schnelle Aufgabenbewältigung • Einhalten eines fixen Zeitplans • Strukturierte Dialoge mit Gesprächsregeln • Datenorientiertes Zuhörerverhalten • Daten und Fakten als Grundlage für Entscheidungen	• zwischenmenschlichen Beziehungen • Dialogorientiertes Zuhörerverhalten ohne direkte Gesprächsregeln • Ausgeprägte Körpersprache • Fokus auf zwischenmenschliche Interaktion • Gesamtbild entscheidend für Entscheidung • Flexible Zeitorientierung • Kein fester Zeitplan für Aufgabenbewältigung	• Respektorientierte Zuhörer • Gleiche Bedeutung von Sach- und Beziehungsebene • Wenig Eigeninitiative • Vermeiden von Small Talk oder Blickkontakt • Wenig Körpersprache • Interesse an langfristigen Beziehungen

2.5   Kulturelle Karte nach Meyer

Meyer (2018) ordnet die Gesellschaften nach 8 Kriterien in eine Art kulturelle Karte, mit der verhaltensbasierte, kulturelle Unterschiede veranschaulicht werden. Die acht Dimensionen verdeutlichen, wie sich Kulturen in einem Spektrum zwischen verschiedenen Extremen voneinander unterscheiden.

- Kommunizieren: kontextarm vs. kontextreich:
  - Kontextarm: Kommunikation ist präzise, einfach und klar. Botschaften werden explizit ausgedrückt und verstanden.
  - Kontextreich: Kommunikation ist anspruchsvoll, nuanciert und vielschichtig. Nachrichten werden „zwischen den Zeilen" gesprochen und gelesen.
- Beurteilen: direktes negatives Feedback vs. indirektes negatives Feedback:
  - Direktes Feedback: Negatives Feedback wird offen, unverblümt und ehrlich gegeben, ohne durch positives Feedback aufgeweicht zu werden.
  - Indirektes Feedback: Negatives Feedback wird sanft, subtil und diplomatisch gegeben, während positives Feedback gegeben wird.
- Überzeugen: von Prinzipien ausgehend vs. von Anwendungsfällen ausgehend:
  - Prinzipien zuerst: Es wird zuerst die Theorie oder das komplexe Konzept entwickelt, bevor es als eine Tatsache, Aussage oder Meinung präsentiert wird.
  - Anwendung zuerst: Es wird mit einer Tatsache, Aussage oder Meinung begonnen, bevor Konzepte hinzugefügt werden, um die Schlussfolgerung nach Bedarf zu untermauern oder zu erklären.
- Führen: egalitär vs. hierarchisch:
  - Egalitär: Die Organisationsstruktur ist flach, die Kommunikation offen ohne hierarchische Unterschiede. Der Status spielt eine geringe Rolle.
  - Hierarchisch: Die Organisationsstruktur ist vielschichtig und fest. Die Kommunikation entspricht den hierarchischen Unterschieden. Der Status spielt eine wichtige Rolle.
- Entscheiden: im Konsens vs. von oben nach unten:
  - Im Konsens: Entscheidungen werden in Gruppen durch Vereinbarung getroffen.
  - Von oben nach unten: Entscheidungen werden von Einzelpersonen getroffen.
- Vertrauen: aufgabenbasiert vs. auf beziehungsbasiert:
  - Aufgabenbasiert: Vertrauen ist praktisch orientiert, basiert auf den zuverlässig erledigten Aufgaben.

- Beziehungsbasiert: Vertrauen entsteht langsam durch persönliche Erfahrungen und gemeinsam verbrachte Zeit.
- Widersprechen: konfrontativ vs. Konflikt vermeidend:
  - Konfrontativ: Meinungsverschiedenheiten und Debatten werden als positiv wahrgenommen. Offene Konfrontation ist angemessen und hat keinen negativen Einfluss auf die Beziehung.
  - Konflikt vermeidend: Meinungsverschiedenheiten und Debatten werden als negativ wahrgenommen. Offene Konfrontation ist unangemessen und kann die Gruppenharmonie stören oder die Beziehung negativ beeinflussen.
- Termine vereinbaren: zeitlich linear vs. zeitlich flexibel:
  - Zeitlich linear: Der Fokus liegt auf der Deadline und dem Einhalten des Zeitplans. Es wird Wert auf Schnelligkeit und gute Organisation gelegt.
  - Zeitlich flexibel: Aufgaben können geändert werden, wenn sich Gelegenheiten ergeben. Viele Dinge können auf einmal erledigt werden, Unterbrechungen sind akzeptabel.

Die Position des Landes auf der Skala (s. Abb. 2.1) gibt den Mittelwert einer Bandbreite von akzeptablen oder angemessenen Verhaltensweisen für diese Gesellschaft an. Um das Verhalten verschiedener Kulturen zueinander zu verstehen, ist jedoch nicht die absolute Position der Kulturen auf der Skala zu beachten, sondern deren relative Unterschiede. Beispielsweise ist Frankreich aus der Sicht von China eine aufgabenbasierte Kultur, aus der Sicht Deutschlands jedoch eine beziehungsbasierte Kultur.

2.6 Weitere Modelle

Gesteland (2008) teilt Kulturen in vier Dimensionen ein:

- abschlussorientierte und beziehungsorientierte Kulturen,
- zeitfixierte und zeitoffene Kulturen,
- informelle und formelle Kulturen,
- expressive und reservierte Kulturen.

Abschlussorientierte Kulturen bevorzugen direkten Kontakt mit Interaktionspartnern, kommunizieren direkt, offen und klar. Beziehungsorientierte Kulturen orientieren sich mehr an dem Interaktionspartner; das Kennenlernen des Partners und die Kommunikation mit ihm spielen hier eine wichtigere Rolle als der Gesprächsgegenstand. Die zeitfixierten und zeitoffenen Kulturen sind mit den

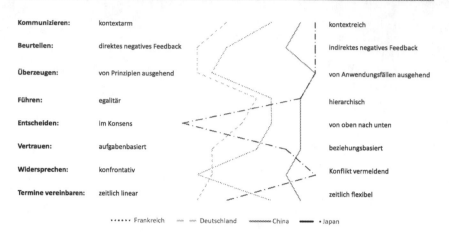

Kommunizieren:	kontextarm		kontextreich
Beurteilen:	direktes negatives Feedback		indirektes negatives Feedback
Überzeugen:	von Prinzipien ausgehend		von Anwendungsfällen ausgehend
Führen:	egalitär		hierarchisch
Entscheiden:	im Konsens		von oben nach unten
Vertrauen:	aufgabenbasiert		beziehungsbasiert
Widersprechen:	konfrontativ		Konflikt vermeidend
Termine vereinbaren:	zeitlich linear		zeitlich flexibel

······ Frankreich   ⁓⁓ Deutschland   ⁓⁓⁓ China   ▬▬ ·Japan

Abb. 2.1   Kulturelle Karte in Anlehnung an Meyer (2018)

monochronen und polychronen Gesellschaften nach Hall & Hall vergleichbar. Zeitfixierte Kulturen orientieren sich an Uhrzeit und Terminen. Pünktlichkeit, verbindliche Termine und Planung spielen hier eine wichtige Rolle. Zeitoffene Kulturen nehmen die Zeit lockerer, sind gegenüber den festen Terminen eher offen und flexibel. Informelle und formelle Kulturen weisen Parallelen zu der den horizontalen und vertikalen Gesellschaften nach Triandis bzw. zu den kollektivistischen und individualistischen Gesellschaften nach Hofstede auf. In informellen Kulturen spielen Macht und Status eine weniger bedeutsame Rolle. Die Kommunikation ist eher locker, informell und symmetrisch. In den formellen Kulturen wird mehr Wert auf Hierarchien gelegt. Die Kommunikation ist hier eher höflich, förmlich, distanziertet und wird durch Faktoren, wie Alter, Geschlecht und Status bedingt. Die expressiven Gesellschaften nutzen in der Kommunikation neben dem verbalen Ausdruck auch lebendige und dynamische non- und paraverbale Sprache, wie Mimik, Gestik, Stimme, Blick- und Körperkontakt. Reservierte Gesellschaften setzen in der Kommunikation mit dem Gesprächspartner ihre para- und nonverbale Sprache eher zurückhaltend. Sie sprechen leiser, weniger moduliert. Der Einsatz von Mimik und Gestik ist hier gering.

Weitere 7 Dimensionen bei der Beschreibung der Kulturen nennt auch Trompenaars (Wagner, 2017):

- Universalität vs. Partikularismus,
- Neutralität vs. Emotionalität,

- Kollektivismus vs. Individualismus,
- Spezifizität vs. Diffusität,
- Leistung vs. Herkunft,
- Einstellung zur Zeit,
- Einstellung zur Umwelt.

Bezüglich der Universalität vs. Partikularismus geht es um soziales Verhalten in Gesellschaften. Bei Universalität sind es Kulturen, bei denen Regeln und Gesetze für alle die gleiche Gültigkeit haben, wie etwa USA, die Schweiz oder Skandinavien. Bei Partikularismus spielen soziale Beziehungen eine größere Rolle als das Befolgen von Regeln und Gesetzen, wie etwa in südamerikanischen Ländern wie Venezuela oder asiatischen wie Korea und Indien (Wagner, 2017).

Neutralität vs. Emotionalität bezieht sich auf den Ausdruck von Emotionen in der Öffentlichkeit. Neutrale Kulturen zeigen Emotionen lediglich im privaten Bereich, wie etwa Japan. Emotionale Kulturen hingegen leben Emotionen offen und öffentlich aus wie etwa in Südamerika oder Südeuropa. (vgl. ebd., 70 ff.).

Kollektivismus vs. Individualismus bezieht sich, wie bei der gleichnamigen Dimension nach Hofstede, auf das Gemeinschafts- und Beziehungsgefüge in der Gesellschaft.

Spezifizität vs. Diffusität beziehen sich auf die Beziehung zwischen Privatleben und Beruf. Westliche Länder gelten eher als spezifisch und trennen deutlich, während in asiatischen Ländern die Grenzen diffus sind und die Bereiche ineinander übergehen.

Bei Leistung vs. Herkunft geht es um die Hintergründe des sozialen Status in der Gesellschaft. Leistungsorientierte Kulturen bewerten erarbeiteten Erfolg als statusverleihend, wie etwa USA oder Japan. In den herkunftsorientierten Kulturen ist die soziale Stellung von Abstammung und familiärem Hintergrund abhängig.

Die Dimension „Einstellung zur Zeit" ist gleich wie die Dimension „Zeit nach Hall" zu sehen und umfasst die gleiche Differenzierung.

Der Aspekt Einstellung zur Umwelt differenziert Kulturen nach deren Verhältnis zur Umwelt. Kulturen, die in Einklang mit Umwelt und Natur leben, lassen sich von ihr auch fremdbestimmen oder machen ihr Verhalten von der Umwelt abhängig, wie etwa asiatische, überwiegend kollektivistische Länder wie China oder Japan oder indigene Kulturen. Im Gegensatz dazu stehen die Kulturen, die versuchen, ihre Umwelt zu bestimmen, zu verändern und zu dominieren, wie etwa europäische Länder.

Inter- und transkulturelle Gesprächsführung

Theoretische Grundlagen zu Klassifizierung kultureller Differenzen – unabhängig davon, ob sie eher kulturrelativistisch oder universalistisch ausgerichtet sind – schaffen ein solides Grundlagenmaterial, aus dem sich Indikatoren für die Beratung im Kontext der Mehrsprachigkeit ableiten lassen.

Die kulturellen Kategorien sollen hier nicht den Gedanken der Kulturalisierung unterstützen, sondern vielmehr zu einer Kulturreflexivität führen, um dadurch die Komplexität der zwischenmenschlichen Kommunikation besser zu verstehen.

Auf der zwischenmenschlichen Ebene der Kommunikation treffen viele Faktoren aufeinander, die eine Beratung beeinflussen. Dazu gehören neben dem kulturellen, religiösen oder ethnischen Hintergrund auch individuelle persönliche Eigenschaften und die situativen Merkmale. Daher kann die Person nicht rein auf ihren kulturellen Hintergrund reduziert werden oder durch diesen Hintergrund ihr Verhalten erklärt werden. Auch ist Vorsicht beim Verallgemeinern oder Stereotypisieren des Verhaltens geboten. „Man kann zwar aus den Kollektiven, den eine Person angehört, ableiten, mit welchen kulturellen Gewohnheiten, mit welchen Verhaltens-, Denk- und Sichtweisen sie vertraut sein kann, aber was ein Individuum daraus macht, welche Vorstellungen, Meinungen und Praktiken es für sich selbst daraus ableitet, übernimmt, ändert und hinter sich lässt, bleibt völlig offen" (Hoffman, 2020, S. 15).

Für die Elternberatung im Kontext der Mehrsprachigkeit lassen sich in Anlehnung an Hoffmann (2020) einige Kommunikationsstrategien ableiten:

1. Der Fokus der Kommunikation soll auf der Person mit ihrer eigenen Geschichte, nicht auf der Kultur oder Religion liegen.
2. Die eigene Art und Authentizität bewahren, ohne Zurückhaltung aus Angst,

M. Hricová, *Das Elterngespräch in der Logopädie bei Mehrsprachigkeit,* essentials, https://doi.org/10.1007/978-3-662-66877-1_3

Fehler zu machen. Entscheidend ist eine Haltung des Engagements, der Achtsamkeit, des Respekts und der Offenheit.

3. Das Verhalten nicht gleich beurteilen oder Schlussfolgerungen ziehen – unabhängig davon, wie unterschiedlich, fremd oder negativ dieses erscheint. Die Idee, dass hinter jedem Verhalten für die jeweilige Person eine Logik steckt, erleichtert es, sich nicht direkt betroffen zu fühlen und keine Vorwürfe zu machen.

4. Für Unterschiede offen und vorbereitet sein. Es können Unterschiede in Bezug auf die verbale und nonverbale Sprache, die Sichtweisen, wie jeder sich selbst, einander und die Beziehung erlebt, die organisatorischen und gesellschaftlichen Aspekte oder die zugrunde liegenden Beweggründe sein.

5. Unterschiede und Gemeinsamkeiten wahrnehmen. Es können unterschiedliche Begrüßungen, Kommunikationsstile und Formen der Aufmerksamkeit oder ähnliche oder sogar identische Interessen, Bedürfnisse, Emotionen und soziale Identitäten sein.

6. Zirkularität in der Kommunikation berücksichtigen. Bei Missverständnissen neutral bleiben, über den eigenen Anteil an der Kommunikation reflektieren. Was mache ich, dass der andere so reagiert? Wie ist der Einfluss sozialer Repräsentationen – vorherrschende Auffassungen, Bilder und aktuelle sowie historische kollektive Erfahrungen – die die Kommunikation beeinflussen können?

7. Auf die Effekte der eigenen Kommunikation achten. Was sind die möglichen Signale des Gegenübers, die auf Verwirrung, Irritation oder Ärger hinweisen können?

8. Aktiv zuhören und beobachten. Wie lassen sich die Signale, Umgebungsfaktoren, Worte, Pausen und Körpersprache interpretieren? Wie sind der Kommunikations-, Besprechungs- oder Entscheidungsstil und das nonverbale Verhalten? Welchen Einfluss haben der Kommunikationsstil, die Rollen und die Beziehungen auf das Gesagte und das Nichtgesagte im Gespräch?

9. Erklären und nachfragen. Eigene Bedeutungen oder Absichten explizit äußern und nachfragen, wenn die Äußerungen des Gegenübers unklar sind.

10. Metakommunikation einsetzen und den Ablauf der (nicht erfolgreichen) Kommunikation reflektieren.

11. Umdeutung und transformatives Lernen: Eigene Annahmen aus bisherigen Erfahrungen kritisch reflektieren, umdeuten und anpassen.

Für die logopädische Beratung gilt es, stets die individuelle familiäre Situation zu beachten, ohne sich lediglich auf die theoretischen Annahmen zu stützen. Daher sollen die sozial-emotionalen Voraussetzungen der Personen, deren Weltverständnis, ihre Werte und Umgebung nicht außer Acht gelassen werden.

Bausteine des Beratungsgesprächs 4

Um eine Beratungssituation auszurichten und zu gestalten stehen, mehrere theoretische Ansätze zur Verfügung. Für den logopädischen Alltag schlagen Büttner & Quindel (2013) eine Zusammenstellung einiger Beratungsmethoden vor, die auf den klientenzentrierten, systemischen und den kommunikationspsychologischen Ansätzen basieren. Diese lassen sich sinngemäß in einzelne Gesprächs- oder Beratungsbausteine zusammenfassen, wodurch sich eine praktische Relevanz ergibt (Abb. 4.1).

In den weiteren Ausführungen werden diese Bausteine als eine Orientierungshilfe genutzt. Dabei wird auf die für die Elternberatung vor dem Hintergrund der für die Mehrsprachigkeit relevanten Aspekte eingegangen und die daraus resultierenden Besonderheiten für den logopädischen Kontext diskutiert.

© Der/die Autor(en), exklusiv lizenziert an Springer-Verlag GmbH, DE, ein Teil 21
von Springer Nature 2023
M. Hricová, *Das Elterngespräch in der Logopädie bei Mehrsprachigkeit,* essentials,
https://doi.org/10.1007/978-3-662-66877-1_4

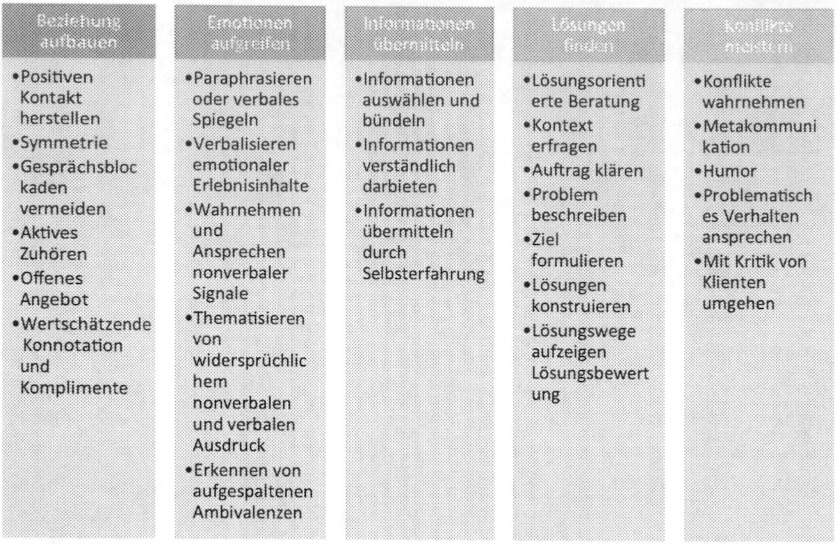

Beziehung aufbauen	Emotionen aufgreifen	Informationen übermitteln	Lösungen finden	Konflikte meistern
• Positiven Kontakt herstellen • Symmetrie • Gesprächsbloc kaden vermeiden • Aktives Zuhören • Offenes Angebot • Wertschätzende Konnotation und Komplimente	• Paraphrasieren oder verbales Spiegeln • Verbalisieren emotionaler Erlebnisinhalte • Wahrnehmen und Ansprechen nonverbaler Signale • Thematisieren von widersprüchlic hem nonverbalen und verbalen Ausdruck • Erkennen von aufgespaltenen Ambivalenzen	• Informationen auswählen und bündeln • Informationen verständlich darbieten • Informationen übermitteln durch Selbsterfahrung	• Lösungsorienti erte Beratung • Kontext erfragen • Auftrag klären • Problem beschreiben • Ziel formulieren • Lösungen konstruieren • Lösungswege aufzeigen Lösungsbewert ung	• Konflikte wahrnehmen • Metakommuni kation • Humor • Problematisch es Verhalten ansprechen • Mit Kritik von Klienten umgehen

Abb. 4.1   Gesprächsbausteine nach Büttner & Quindel (2013)

Beziehung 5

Die Beziehung wird im therapeutischen Prozess als eine wichtige Variable für den Therapieerfolg gesehen. Der Beziehungsaufbau stellt eine Grundlage für die logopädische Beratung dar. Im kultursensitiven Kontext gewinnt dieser Aspekt noch mehr an Bedeutung. Kulturen, die zum Beispiel zur Unsicherheitsvermeidung neigen, fällt es häufig schwer, mit neuen Situationen umzugehen. Ein logopädisches Erstgespräch oder ein Beratungsgespräch zur Problemklärung kann somit für alle Beteiligten eine Herausforderung darstellen. Kommen noch unzureichende Sprachkenntnisse dazu, können im Beratungsprozess Barrieren entstehen, die den Beziehungsaufbau beeinflussen können. Im Folgenden gehen wir auf die einzelnen Elemente des Beziehungsaufbaus ein. Dabei werden einzelne Elemente beschrieben und die Besonderheiten vor dem Hintergrund der kulturellen Einflüsse herausgearbeitet.

5.1 Elemente

Für die Elternberatung sollten vor dem Hintergrund kultureller Einflüsse folgende Elemente in der Gesprächsführung berücksichtigt werden, um den Beziehungsaufbau positiv gestalten zu können:

1. Positiver Erstkontakt – Der positive Erstkontakt kann durch eine offene und entspannte Körperhaltung der Therapeutin sowie durch die Aufnahme des Blickkontakts unterstützt werden. Im Kontext einer kultursensitiven Beratung muss dies jedoch vor dem Hintergrund des Wissens zu Kulturtypen oder -Dimensionen bedacht eingesetzt werden, um mögliche Missverständnisse zu vermeiden.

2. Symmetrische Kommunikation – Nach Paul Watzlawicks Axiomen sind zwischenmenschliche Kommunikationsabläufe entweder symmetrisch oder komplementär, je nachdem, ob die Beziehung zwischen den Kommunikationspartnern auf Gleichheit oder Unterschiedlichkeit beruht. Von einer komplementären Kommunikation spricht man, wenn zwischen den Gesprächspartnern eine Art Hierarchie besteht, eine Person übernimmt die Machtposition, weil sie in der Situation z. B. die Verantwortung trägt. Bei einer symmetrischen Kommunikation streben beide Kommunikationspartner nach Gleichheit, z. B. indem sie sich am Gespräch etwa in gleichem Umfang beteiligen oder gleich laut sprechen. Laut Büttner & Quindel (2013) wird in der logopädischen Beratung eine symmetrische Kommunikation auf Beziehungsebene angestrebt. Wie lässt sich jedoch diese vor dem Hintergrund der kulturellen Einflüsse betrachten?

3. Vermeiden von Gesprächsblockaden – Nicht nur im Kontext der Mehrsprachigkeit können während des Beratungsgesprächs Blockaden entstehen. Um diese zu vermeiden, bedarf es Wahrnehmung und Reflexion. Mögliche Blockaden können zum Beispiel durch eine bewusste oder unbewusste Bewertung des Handelns oder der Gefühle des Gesprächspartners auftreten. Eine Blockade kann z. B. auch dadurch entstehen, dass dem Gesprächspartner für seinen Gesprächsanteil und Äußerung seines Anliegens nicht ausreichend Zeit und Raum eingeräumt wird. Auch durch die unterschiedliche Wahrnehmung der Symmetrie in der Kommunikation zwischen der Therapeutin und den Eltern kann es zu Blockaden im Gespräch kommen.

4. Aktives Zuhören – Beim Erstkontakt oder zu Beginn der therapeutischen Beziehung kann das aktive Zuhören von großer Bedeutung sein. Nicht nur werden die Eltern dadurch gestärkt, ihr Anliegen zu äußern, sondern die Therapeutin kann dadurch ihr Verständnis und ihre Bereitschaft zur Unterstützung demonstrieren. Durch das aktive Zuhören lassen sich mögliche Gesprächsblockaden vermeiden. Im Kontext der Beratung bei Mehrsprachigkeit ist von Bedeutung, dass sich bereits beim Erstkontakt die unterschiedlichen Werte und Normen auf die jeweiligen Sichtweisen und Erwartungen an die Beratung und Therapie auswirken können.

5.2 Besonderheiten

Betrachtet man den Gesprächsbaustein Beziehung mit seinen Elementen vor dem Hintergrund möglicher kultureller Einflüsse, lassen sich für den logopädischen Kontext folgende Besonderheiten erkennen:

5.2.1 Eigeninitiative im Gespräch

Beispiel: Therapeutin Katja nimmt eine Neuaufnahme auf. Bei der Anmeldung wird lediglich erwähnt, dass der Kindergarten für den viereinhalbjährigen Dinh Logopädie empfohlen hatte, wodurch die Anfrage begründet wird. Frau Nguyen kommt zum Anamnesegespräch, verhält sich aus der Sicht der Therapeutin sehr höflich und zurückhaltend, fast uninteressiert. Während des Anamnesegesprächs beantwortet sie Katjas Fragen kurz und genau. Sie stellt während des Gesprächs keine Fragen und ergänzt eigeninitiativ keine weiteren Informationen. Erst als Katja zum Schluss des Anamnesegesprächs Frau Nguyen explizit auffordert, Fragen zu stellen, fängt sie an, nach der Einschätzung ihres Kindes und der Therapieprognose zu fragen, und zeigt Interesse an der Therapie für ihren Sohn.

In sog. reaktiven Kulturen wird durch den geringen Gesprächsanteil und die Konzentration auf den Gesprächspartner der Respekt zum Ausdruck gebracht. Die Vertreter der reaktiven Kulturen (nach Lewis ost- und südostasiatische Länder, teilweise Indien) sind gute Zuhörer, die selten ein Gespräch oder eine Diskussion initiieren. Sie ziehen es vor, zuerst die Meinung des anderen zu hören, sie ankommen zu lassen, und erst dann darauf zu reagieren oder sich eine eigene Meinung zu bilden. Passend, was der altgriechische Philosoph Epictetus dazu rät: „Wir haben zwei Ohren und einen Mund, sodass wir doppelt so viel zuhören können, wie wir sprechen." Ist sich die Therapeutin dieses Spezifikums nicht bewusst, kann der geringe Gesprächsanteil, oder die fehlende Gesprächsinitiative, als Desinteresse der Eltern fehlinterpretiert werden. Im Erst- oder Anamnesegespräch kann es vorkommen, dass Eltern aus diesem Grund relevante Informationen nicht mitteilen, wenn sie dazu nicht explizit aufgefordert werden. Dies kann zu weiteren Missverständnissen führen.

Dagegen übernehmen sog. multiaktive Kulturen (nach Lewis Südeuropa, Mittelmeerländer, Südamerika, Subsahara-Afrika, einige Kulturen im Nahen Osten, Indien und Pakistan und die meisten slawischen Kulturen) häufig die Gesprächsinitiative, beteiligen sich am Gespräch mit einem großen Sprechanteil, erzählen und teilen somit für die Therapeutin und den weiteren Therapieverlauf relevante Informationen mit. Durch eine lebendige Eloquenz werden Emotionen gegenüber

Fakten bevorzugt, was auch zu Unterbrechungen im Gespräch führen kann. Dies kann von der Therapeutin, die z. B. durch eine linear-aktive Kultur (nach Lewis Nordamerika, Großbritannien, Australien und Neuseeland sowie Nordeuropa, einschließlich Skandinavien und germanische Länder) geprägt ist, als ungeduldig und unhöflich interpretiert werden.

5.2.2   Nonverbale Kommunikation

> **Beispiel:** *Frau Vogelsang-Phan kommt mit ihrem dreijährigen Sohn Viet zu Macarena. Macarena arbeitet in einer logopädischen Praxis, wo sie Therapien auf Deutsch und Spanisch anbietet. Viet wächst zweisprachig (deutsch-vietnamesisch) auf. Als Macarena Viet zur Begrüßung umarmt und hochhebt, fühlt sich Frau Vogelsang-Phan etwas unwohl und findet es für den therapeutischen Kontext unpassend.*

Reaktive Kulturen haben eine eher zurückhaltende Körpersprache und tendieren dazu, den direkten Blickkontakt und Smalltalk zu vermeiden. Sie konzentrieren sich während des Gesprächs auf den Gesprächspartner. Sind die Eltern während des Erstgesprächs eher zurückhaltend, abwartend und halten keinen Blickkontakt, kann dies ein kulturtypisches Verhalten sein. Ist sich die Therapeutin dieser Besonderheit nicht bewusst, kann es fälschlicherweise als Desinteresse oder Gleichgültigkeit interpretiert werden.

Die multiaktiven Kulturen auf der anderen Seite begleiten ihren verbalen Ausdruck durch eine stark ausgeprägte Körpersprache – ähnlich wie High-Context-Kulturen nach Hall und Meyer. Bei High-Context-Kulturen ist die Kommunikation anspruchsvoll non- und paraverbal nuanciert und vielschichtig. Die nonverbalen Signale stehen hier im Vordergrund. „Zwischen den Zeilen sprechen und lesen zu können" spielt bei der Verständigung eine entscheidende Rolle. Ist die Therapeutin nicht in der Lage, die zahlreichen verdeckten und impliziten Botschaften, die häufig durch Verwendung von Metaphern geäußert werden, zu dekodieren, können Kommunikationsmisserfolge entstehen. Betrachtet man zudem die Kulturdimension Raum von Hall, die sich mit der Distanz innerhalb der Kommunikation beschäftigt, muss berücksichtigt werden, dass die Akzeptanz von zwischenmenschlicher Nähe je nach Kultur unterschiedlich ausgeprägt ist. Während ein intensiv gerichteter Blickkontakt, körperliche Zuwendung zum Gesprächspartner oder Berührung in den multiaktiven und Hight-Context-Kulturen (bzw. expressiven Kulturen nach Gesteland) als ein positives Zeichen der guten Beziehung gilt, kann es in den reaktiven Kulturen (bzw. reservierten Kulturen nach Gesteland) als offensiv, respektlos oder sogar die Privatsphäre verletzend wirken.

5.2.3 Bedeutung der Beziehungsebene in der Kommunikation

Beispiel: Frau Alvarez kommt mit ihrer Tochter seit mehreren Monaten zu Katja in die Therapie. Die Zusammenarbeit mit der Mutter funktioniert sehr gut. Sie berichtet gern ausführlich, wie das häusliche Üben klappt, erzählt gern auch aus dem Familienleben, nach den Ferien bekommt Katja manchmal ein kleines Geschenk. Im Wartebereich der Praxis herrscht Maskenpflicht. In den Therapieräumen sind keine Straßenschuhe erlaubt. Als Katja bei einem der Termine Frau Alvarez bittet, draußen zu warten, da sie keine Maske aufsetzt, fällt es Frau Alvarez schwer zu verstehen, warum Katja, trotz deren guten Verhältnis, sie plötzlich ganz unpersönlich behandelt, indem sie sie bittet, die aktuell in den Praxisräumen geltende Regelung zu respektieren.

An dieser Stelle muss die Therapeutin beachten, inwieweit die Beziehungsebene für die Eltern von Bedeutung ist. In multiaktiven Kulturen (nach Lewis) stehen die zwischenmenschlichen Beziehungen im Vordergrund. In den High-Context-Kulturen sind die Informationen oft nicht aussagekräftig genug, weshalb deren Interpretation vom Individuum und seinen Auffassungen abhängt. Botschaften enthalten oft eine Sach- und Beziehungsebene und sollten im Zusammenhang mit der jeweiligen Situation betrachtet werden. Eine positive zwischenmenschliche Beziehung zwischen der Therapeutin und den Eltern beeinflusst in diesen Kulturen die weitere Zielformulierung, die Konfliktbewältigung oder die Lösungsfindung. Reaktive Kulturen, Low-Context-Kulturen oder reservierte Kulturen sehen die Sach- und Beziehungsebene als gleichwertig an.

Die Erwartungen und Wünsche des Klienten, die im Rahmen des aktiven Zuhörens geklärt werden sollen, hängen von den jeweiligen Normen und Werten ab. Der Aufbau einer Beziehungsebene spielt eine entscheidende Rolle für den Verlauf der Therapie. Je nach Kulturtyp (multiaktive Kultur vs. reaktive Kultur) sollte die Therapeutin entscheiden, wie intensiv diese Ebene ausgebaut wird.

5.2.4 Erziehungsstil, Normen und Werte

Beispiel: Der fünfjährige zweisprachig türkisch-deutsch aufwachsende Emre kommt mit seiner Mutter in die logopädische Praxis. Nach den Terminen zum Anamnesegespräch und zur Diagnostik fangen die Aufgaben an, bei denen häusliches Üben erforderlich ist. Therapeutin Katja gestaltet die Aufgaben spielerisch. So bleibt Emre motiviert, und das Üben macht Spaß. Sie basteln zusammen Spiele für zu Hause. Die Kärtchen müssen zu Hause lediglich ausgeschnitten werden, dann können sie mit Mama oder Papa zum Spielen genutzt werden. Als das nächste Mal Emre zum Termin kommt, sind die Karten nicht ausgeschnitten. Emre und die Mutter bejahen, dass sie geübt haben. Nachdem sich die Situation mehrmals wiederholt, spricht Katja dies an.

Emres Mutter erläutert, dass Emre bald in die Schule kommt und nicht mehr spielen, sondern lernen soll. Sprache und Logopädie sind für den Schulerfolg wichtig, daher lernt sie mit ihm die Wörter auf den Karten und hält das Spielen des Spiels, so wie Katja es vorgeschlagen hatte, für sein Alter unpassend.

Im Baustein Beziehung gilt es, Gesprächsblockaden zu vermeiden. Diese können bewusst oder unbewusst etwa durch die Wertung der Ansichten, der Meinungen, des Verhaltens oder der Gefühle des Gesprächspartners entstehen. Vor dem Hintergrund der kulturell geprägten Differenzen spielt auch der Erziehungsstil eine Rolle. Dazu können individuelle Ansichten oder Wünsche, aber auch unterschiedliche Erziehungsstile oder -methoden gehören, sollen diese Differenzen wertefrei und akzeptierend wahrgenommen werden. In spanischen Familien etwa ist es nicht üblich, dass Mütter mit ihren Kindern spielen. Die Eltern sind vielmehr als ein Begleiter, der sich um die Bedürfnisse des Kindes kümmert, als ein Spielkamerad zu sehen. Die Rolle des Spielkameraden oder Lehrers ist in dieser Kultur jedoch nicht vertreten, was bedeutet, dass das kindliche Lernen beispielsweise nicht durch Spiel unterstützt wird, da die Eltern diese Art der Unterstützung nicht kennen (Nellum Davis & Banks, 2012). In türkischen Familien gehören Gesellschafts- oder Regelspiele nicht zum Alltag, da das Kind in der Regel durch das Verhalten der Eltern lernen soll (Batmaz, 2015). Im logopädischen Kontext kann diese Auffassung des Elternseins als kritisch gesehen werden, da Eltern häufig als Co-Therapeuten benötigt werden, um im therapeutischen Prozess optimale Fortschritte zu erreichen. Im Rahmen der inter-/transkulturellen Kompetenz soll die Therapeutin dieses Verhalten nicht bewerten, den Eltern Vorwürfe oder Verbesserungsvorschläge aufdrängen, sondern die unterschiedlichen Sichtweisen thematisieren und im Rahmen der Lösungsfindung gemeinsam einen für beide Seiten vertretbaren Weg finden.

In Bezug auf die Beteiligung im Gespräch soll gesichert werden, dass den Eltern ausreichend Raum gegeben wird, um deren Sorgen und Probleme zum Ausdruck zu bringen. Dadurch haben die Eltern auch die Möglichkeit, mehr Hintergrundwissen über ihre Kultur und individuelle Sichtweisen bezüglich der Erziehung zu vermitteln. Dies kann für die Therapeutin für Folgegespräche und für den späteren Therapieverlauf wertvolle Informationen liefern.

Betrachtet man die Differenzen in der Wahrnehmung der Symmetrie in der Kommunikation, muss in diesem Zusammenhang noch berücksichtigt werden, dass Kulturen mit höherer Machtdistanz oder stärker ausgeprägter Maskulinität (nach Hofstede) eine symmetrische Kommunikation nicht annehmen können und dass dadurch Gesprächsblockaden entstehen können.

5.2.5 Machtdistanz

> **Beispiel:** *Frau Krishnamurthy kommt mit ihrer Tochter Vanita zur Logopädie. Logo-pädin Katja vereinbart mit Vanita, dass sie sie mit dem Vornamen ansprechen kann und sie duzen darf. Frau Krishnamurthy spricht Katja konsequent mit ihrem Titel und Nachnamen an. Als einmal zu Beginn der Therapie Vanita voller Begeisterung kommt und ruft: „Katja! Katja! Schau, was mir Mama heute gekauft hat!", ermahnt sie ihre Mutter sehr ernsthaft, wie unangemessen sie mit Frau Doktor sprechen würde, und entschuldigt sich für das aus ihrer Sicht respektlose Verhalten ihrer Tochter.*

Berücksichtigt man die kulturelle Dimension der Machtdistanz, lässt sich fest-stellen, dass in den Kulturen mit hoher Machtdistanz (nach Hofstede mittel- und südamerikanische Länder wie z. B. Venezuela oder Mexiko und asiatische Länder wie z. B. Malaysia, Philippinen oder Indien) die Autoritätspersonen und deren Meinung im Mittelpunkt stehen und in der Kommunikation ein komplementä-res Verhältnis bevorzugt wird. Hierarchien spielen in diesen Kulturen eine große Rolle. Die Entscheidungen werden „von oben nach unten" getroffen, und sie werden nicht infrage gestellt. Dies mit dem Grundgedanken der angestrebten symmetrischen Kommunikation innerhalb der Beratungssituation zu vereinba-ren, kann für die Therapeutin eine Herausforderung darstellen. In den Kulturen mit geringer Machtdistanz wird (nach Hofstede in den nord- und mitteleuropäi-schen Ländern sowie anglophonen Ländern) eine symmetrische Kommunikation bevorzugt. Die Entscheidungsprozesse verlaufen darin partizipativ.

5.3 Zusammenfassung

Die möglichen Besonderheiten des Bausteins Beziehung, die während einer Bera-tungssituation entstehen können, werden in der Abb. 5.1 dargestellt. Dabei bleibt zu berücksichtigen, dass es sich hier um keine linearen Bezüge zu den einzel-nen Elementen handelt. Darüber hinaus können hier auch weitere Aspekte, wie Sprachkenntnisse der Eltern oder die Bedeutung der Sachebene in der Kommu-nikation, die therapeutische Beziehung beeinflussen. Auf diese Besonderheiten wird innerhalb weiterer Bausteine näher eingegangen.

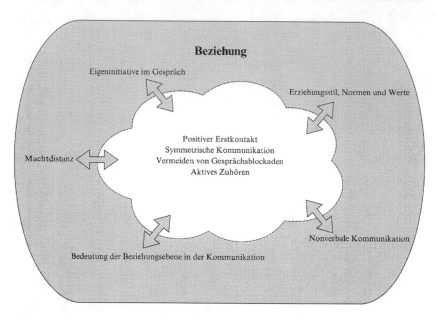

Abb. 5.1 Elemente und Besonderheiten des Bausteins Beziehung

Emotionen

6

Gefühle wahrzunehmen und anzusprechen gehört zu den Aufgaben der logopädischen Beratung. Eine wichtige Voraussetzung hierfür stellt die entsprechende Haltung dar. Die bereits erwähnten Grundhaltungen der klientenzentrierten Beratung Echtheit, Empathie und Akzeptanz bilden hier eine gute Grundlage. Die Emotionsarbeit bietet im Gespräch die Möglichkeit, die Beziehungsebene in der Interaktion zwischen der Therapeutin und den Eltern näher zu betrachten. Dabei können die Emotionen des Klienten aufgegriffen und ggf. analysiert werden, wodurch eine intensivere Auseinandersetzung mit den eigenen Gefühlen angeregt wird. Im Kontext der Mehrsprachigkeit stellt sich dieser Gesprächsbaustein als komplex heraus, da der Umgang mit Emotionen je nach Kultur stark variieren und unterschiedlich interpretiert werden kann. Im Folgenden wird dieser Aspekt näher erläutert.

6.1 Elemente

Für die Elternberatung im Kontext der Mehrsprachigkeit sind vor allem folgende Elemente des Bausteins Emotionen relevant:

1. Paraphrasieren und verbales Spiegeln: Die Inhalte des Gesprächspartners werden neutral wiedergegeben, um das Verständnis des Gesagten zu sichern. Dabei können auch die Emotionen aufgegriffen und von der Therapeutin verbalisiert werden (Büttner & Quindel, 2013). Dabei soll vor dem Hintergrund des Wissens zu den jeweiligen Kulturdimensionen berücksichtigt werden, inwieweit eine Konfrontation mit den eigenen Gefühlen in den jeweiligen Kulturkreisen möglich und üblich ist. Die Therapeutin muss in der Lage sein

M. Hricová, *Das Elterngespräch in der Logopädie bei Mehrsprachigkeit,* essentials, https://doi.org/10.1007/978-3-662-66877-1_6

einzuschätzen, bei welchen Eltern und in welcher Situation das Paraphrasieren anwendbar ist.

2. Wahrnehmen und Ansprechen nonverbaler Signale bietet die Möglichkeit, den Beziehungsaspekt der Kommunikation zu identifizieren und zu analysieren. Das Erkennen der nonverbalen Elemente in den Aussagen der Eltern erleichtert die Einschätzung von deren aktueller emotionaler Lage und ermöglicht der Therapeutin, auf mögliche Inkongruenzen in der Kommunikation der Eltern hinzuweisen. Es können Unstimmigkeiten zwischen verbalen und nonverbalen Signalen auftreten, wenn Inhalte emotional und inhaltlich nicht übereinstimmen. Dadurch können versteckte Emotionen aufgedeckt werden. Dabei muss jedoch berücksichtigt werden, dass die Verwendung der Körpersprache kulturbedingt stark variieren kann und deren Interpretation vom eigenen sprachlichen und kulturellen Hintergrund abhängig ist.

3. Erkennen von aufgespaltenen Ambivalenzen: Während des Beratungsgesprächs oder der Therapie können sich bei Eltern unterschiedliche Emotionen oder Ansichten entwickeln. Diese können zu divergenten Meinungen oder Positionen führen, die Eltern bewusst oder unbewusst einnehmen. Typische Fälle sind beispielsweise, wenn ein Elternteil aktiv an der Therapie und der Beratung teilnimmt, der andere Elternteil aber eher passiv und zurückhaltend ist, oder wenn sich optimistische und pessimistische Sichtweisen gegenüberstehen. Die Therapeutin soll in der Lage sein, diese Aspekte zu erkennen und anzusprechen, sobald diese den Beratungsprozess oder die Therapie des Kindes beeinflussen. Im kultursensitiven Kontext werden in diesem Zusammenhang die Machtdistanz und die Rollenverteilung näher betrachtet.

6.2   Besonderheiten

In Bezug auf die beschriebenen Elemente des Gesprächsbausteins Emotionen lassen sich für die logopädische Beratungssituation folgende Besonderheiten ableiten.

6.2.1   Machtdistanz und Rollenverteilung

Beispiel: *Logopädin Katja führt ein Beratungsgespräch mit den Eltern der dreijährigen Gülcan. Gülcan wächst dreisprachig türkisch-griechisch-deutsch auf. Katja verdeutlicht, wie wichtig der sprachliche Input in allen drei Sprachen ist. Vor allem* *jetzt – in der Phase, wo Gülcan die Sprache des Vaters ablehnt. Die Therapeutin schlägt vor, dass der Vater sich häufiger an den sprachlichen Interaktionen mit dem Kind beteiligt und mehr an der Vater-Tochter-Beziehung arbeitet. Im weiteren Verlauf des Gesprächs nimmt der Vater gegenüber Katja eine ablehnende Haltung ein. Beim nächsten Treffen erfährt Katja von der Mutter von Gülcan, dass ihr Mann sich zu Hause über die Anmaßung der Logopädin beschwert hatte.*

Die Positionen und Aufteilung der Rollen in der Familie beeinflussen sowohl das Verhalten der Eltern in der Beratung als auch die Kommunikation zwischen den Eltern und der Therapeutin. Eine bestimmte Rollenaufteilung in der Familie kann sich auf die Aktivität der Eltern in der Beratung auswirken. So kann sich zum Beispiel die Mutter am Gespräch aktiver als der Vater beteiligen, da sie in der familiären Konstellation für die Erziehung der Kinder zuständig ist. In Familien mit großer Machtdistanz vertreten Väter oft eine höhere Position. Das Paraphrasieren oder das verbale Spiegeln von deren Emotionen kann in einem solchen Fall schnell zu Missverständnissen führen. Die divergenten Konstellationen werden in diesen Familien als Normalfall betrachtet, weshalb Kinder an die Rollenverteilung gewöhnt sind. Thematisiert die Therapeutin die extreme Verteilung der Aufgaben innerhalb der Familie, kann das für die Eltern eine Beleidigung darstellen, da ihre Werte und Prinzipien infrage gestellt werden. Das Hintergrundwissen zu kulturell bedingten Rollenverteilungen ist in diesem Fall erforderlich, um innerhalb des Beratungsgesprächs mit den Emotionen entsprechend umgehen zu können.

6.2.2 Nonverbale Kommunikation und Sprachniveau

Beispiel: *Frau Ambrosi und ihre Familie sprechen Italienisch und sind aus Brasilien nach Deutschland umgezogen. Nach Empfehlung des Kindergartens kommt sie mit ihrer Tochter Lucia in die logopädische Praxis. Das Gespräch erfolgt auf Deutsch. Therapeutin Katja fällt auf, dass Frau Ambrosi sie duzt, auch wenn Katja während des Gesprächs die Sie-Form betont. Mit der vierjährigen Lucia baut sie schnell eine vertrauensvolle Beziehung auf. Als die kleine Lucia sie zum Abschied umarmt und küsst, fühlt sich Katja etwas unwohl. Erst als Katja nach einiger Zeit die Situation reflektiert, wird ihr bewusst, dass das Duzen der Mutter zum einen auf deren sprachlichen Hintergrund und ihr Level der deutschen Sprache zurückzuführen ist. Zum anderen hat Frau Ambrosi dadurch ihre Sympathie, ihr Vertrauen und ihre Anerkennung gegenüber Katja gezeigt. Katja hat im Gegensatz dazu dies teilweise als respektlos empfunden und einen Bezug zu ihrem jungen Alter oder der geringen Praxiserfahrung hergestellt.*

Die Differenzen in der Verwendung und Interpretation der nonverbalen Kommunikation vor dem kulturellen Hintergrund stellt einen hoch komplexen Bereich dar. Daher soll gut abgewogen werden, ob und wie in diesem Kontext die nonverbalen Signale angesprochen werden. Es muss individuell entschieden werden, ob zum Beispiel die Sprachkenntnisse der Eltern ausreichend sind, die Interpretation nonverbaler Signale zu thematisieren, ohne dass es zu Missverständnissen kommt oder dies als Provokation wahrgenommen wird. Die Therapeutin soll in der Lage sein, darüber zu reflektieren, wie sie die nonverbalen Signale wahrnimmt und interpretiert, als auch wie ihre nonverbale Sprache von den Eltern wahrgenommen und interpretiert werden kann. Multiaktive Kulturen weisen eher eine ausgeprägte Körpersprache auf. Die reaktiven Kulturen sind in der Verwendung der nonverbalen Signale zurückhaltend, beachten jedoch die Körpersprache der Gesprächspartner, während in den linear-aktiven Kulturen der Verwendung der nonverbalen Sprache weniger Bedeutung zugeschrieben wird.

6.3   Zusammenfassung

Der Baustein Emotionen wird samt seiner Elemente und der Besonderheiten der logopädischen Beratung im Kontext der Mehrsprachigkeit in der Abb. 6.1 dargestellt. Ähnlich wie im ersten Baustein gilt auch hier zu berücksichtigen, dass die Besonderheiten nicht strikt zu den jeweiligen Elementen zuzuordnen sind und ineinandergreifen können, wie etwa die Rollenverteilung und die Maskulinität oder die nonverbale Kommunikation und die Sprachkenntnisse der Eltern. Auf die Maskulinität wird innerhalb weiterer Bausteine näher eingegangen.

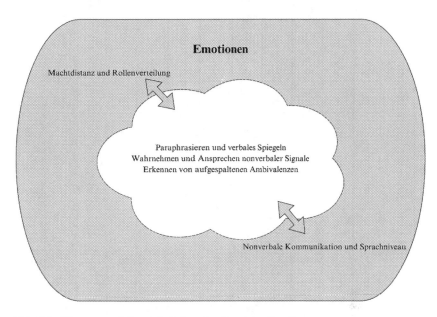

Abb. 6.1   Elemente und Besonderheiten des Bausteins Emotionen

Informationen

Das Übermitteln von Informationen gehört zum logopädischen Elterngespräch dazu. Es dient nicht nur der Beratung, sondern kann zur Verbesserung der Beziehung, der Mitarbeit und der Motivation führen. Innerhalb des Elterngesprächs werden häufig theoretische Hintergründe und Zusammenhänge bezüglich des Störungsbildes thematisiert. Im Rahmen der kultursensitiven Arbeit stellt die Informationsübermittlung eine Herausforderung dar. Im logopädischen Kontext müssen neben den Spezifika rund um die Sprachstörung auch die durch die kulturellen Einflüsse entstandenen Besonderheiten berücksichtigt werden. Im Folgenden wird genauer auf kulturelle Parameter eingegangen, die die Auswahl und Darstellung der Informationen beeinflussen.

7.1 Elemente

Für die Elternberatung im Kontext der Mehrsprachigkeit wird auf die folgenden Elemente des Bausteins Informationen eingegangen:

1. Welche Informationen wähle ich und wie werden sie präsentiert? – Die Auswahl der Informationen hängt von mehreren Faktoren ab. Dazu gehören das Vorwissen der Therapeutin über die Familie und deren Umfeld, die Berücksichtigung der Persönlichkeit des Gesprächspartners, die Einschätzung des Informationsbedarfs auf der Seite der Eltern und schließlich das verfügbare Material. Der Informationsbedarf der Eltern soll vor deren individuellem Hintergrund betrachtet werden. Können sie zum Beispiel eher einer High- oder einer Low-Context-Kultur zugeordnet werden? Dies kann sich wesentlich auf den weiteren Gesprächsverlauf auswirken. Bei den erstgenannten spielt die

Atmosphäre oder die Körpersprache eine große Rolle, die anderen Kulturen legen einen höheren Stellenwert auf die Fakten.

2. Wie klar ist klar gesprochen (verständliche Darbietung von Informationen)? – Bei der Darstellung der Informationen soll auf die individuelle Situation und Voraussetzungen des Gesprächspartners geachtet werden. Die Darbietung der Informationen soll auf den Klienten abgestimmt werden. Die verständliche Übermittlung der Informationen kann laut Büttner & Quindel erfolgen (2013) anhand von Einfachheit, Gliederung, Prägnanz und Anregung. Im Kontext der Beratung mehrsprachiger Eltern können diese Aspekte eine Herausforderung darstellen. Bereits die Einfachheit der Informationen kann vor dem Hintergrund der Mehrsprachigkeit und damit einhergehenden Differenzen der aktuellen sprachlichen Situation eine Hürde bedeuten. Wie wählt und übermittelt man die wichtigsten Informationen und entspricht dabei dem sprachlichen Niveau der Eltern?

3. Gehört, erlebt, verstanden (Übermittlung durch Selbsterfahrung)? – Eine weitere Möglichkeit, um Informationen zu übermitteln, ist die Schilderung von Selbsterfahrungen. Dadurch entsteht im Gespräch ein besserer Praxisbezug, der den Transfer in den Familienalltag erleichtert, und die Beziehung zwischen den Gesprächspartnern wird gestärkt. Dies spielt zum Beispiel in den High-Context-Kulturen eine Rolle.

7.2   Besonderheiten

Ausgehend von den drei Elementen des Bausteins Informationen lassen sich vor dem Hintergrund möglicher kulturellen Einflüsse folgende Besonderheiten in der logopädischen Beratung beschreiben:

7.2.1   Informationsverarbeitung

Beispiel: *Die Geschwister João und Juliana kommen seit zwei Jahren zu Adriana in die logopädische Praxis. Die Geschwister wachsen zweisprachig deutsch-portugiesisch auf. Die Therapie erfolgte bisher auf Portugiesisch. Nun sollen João und Juliana die Therapeutin wechseln, um weiter auf Deutsch therapiert zu werden. Adriana bespricht die möglichen Termine mit der Kollegin Katja. Als Katja sich nach zwei Wochen bei Adriana erkundigt, ob sie den Therapiewechsel mit der Mutter bereits besprochen hätte, erwidert Adriana, dass die letzten Male dafür keine gute Zeit war. Die Mutter war in Eile, auch mit ihrer Arbeit würde sie aktuell Stress haben. Sie würde lieber* *einen passenden Moment abwarten, um mit ihr den Therapeutin- und Terminwechsel zu besprechen.*

Bei der Übermittlung von Informationen können Faktoren wie Kontext, Atmosphäre oder die Geschwindigkeit des Informationsflusses unterschiedlich wirken. Bei High-Context-Kulturen spielen das Umfeld und die Körpersprache eine wichtige Rolle. Die übermittelten Informationen sind oft wenig aussagekräftig, und deren Interpretation hängt von der Auffassung der Beteiligten ab. Bei Low-Context-Kulturen stehen die Daten und Fakten im Vordergrund und stellen die Voraussetzung für die spätere Entscheidungsfindung dar. Die übermittelten Informationen sind aussagekräftig und bieten wenig Interpretationsspielraum. Zu berücksichtigen ist auch der Informationsfluss (Kulturdimension nach Hall & Hall, 1990). Die Geschwindigkeit, wie viel oder wenig Zeit die Information vom Sender zum Empfänger braucht, kann auch variieren. Der Informationsfluss ist schneller bei den Low-Context- und polychromen Kulturen, während in monochromen und High-Context-Kulturen die Information länger braucht, bis sie beim Empfänger ankommt. Die Therapeutin benötigt ein gewisses Vorwissen über die Familie (Herkunft, Sprachkenntnisse, berufliche Tätigkeit, Vorwissen der Eltern über die Therapie), um die zu übermittelnden Informationen an die individuelle Situation anpassen zu können (Klyscz & Hricová, 2020). Hilfsmittel wie Körpersprache, Bildmaterial, Demonstration der Übungen oder weitere fremdsprachliche Kompetenzen können hier eingesetzt werden, um die grundlegenden Informationen des Gesprächs verständlich darzustellen. Dazu gehören u. a. ein sinnvoller Aufbau, die Gliederung der Informationen und die Fokussierung auf die relevanten Fakten.

7.2.2 Bedeutung der Sachebene in der Kommunikation

Beispiel: Nach einigen Monaten in der Behandlung wird heute bei dem fünfjährigen Felix eine Zwischendiagnostik erstellt. Therapeutin Katja führt einige Tests durch, um den aktuellen Sprachstand zu erfassen und einzuschätzen, ob Felix für die Schule bereit ist. Nach der Sitzung lädt sie die Mutter ins Therapiezimmer und berichtet von den Ergebnissen. Katja fasst den Befund zusammen, zeigt der Mutter die Aufgaben und wie Felix diese gelöst hatte. Sie bezieht sich dabei auf die Normdaten, bevor sie sachlich für das Kind eine sonderpädagogische schulvorbereitende Einrichtung empfiehlt. Jenn, eine Kollegin, die neulich aus Kalifornien nach München umgezogen ist und bei Katja hospitiert, reflektiert später das Gespräch, das Katja mit der Mutter geführt hatte. Jenn empfand die Art, wie Katja die negativen Nachrichten an die Mutter übermittelt hat, zu direkt, fast unsensibel der Mutter gegenüber, und war überrascht, dass die Mutter von Felix genauso sachlich diese Nachricht empfangen hatte. Jenn würde in einer ähnlichen Situation einen indirekten Weg wählen, um von der schlechten Leistung des Kindes zu berichten.

In der Kommunikation der Low-Context-Kulturen stehen Daten und Fakten im Vordergrund, die Beziehungsebene und das Umfeld des Gesprächs sind eher zweitrangig. Die Informationen werden hier sachlich und direkt übermittelt. Anhand der Informationsübermittlung wird von den Gesprächspartnern beurteilt, ob es sich um eine gute oder eine schlechte Kommunikation handelt. Die Faktenlage stellt hier eine wichtige Grundlage für die spätere Entscheidungsfindung dar. Negatives Feedback wird in manchen der Low-Context-Kulturen direkt (Deutschland, Dänemark), in den anderen indirekt (USA, Kanada) übermittelt (Meyer, 2018).

7.2.3   Stellenwert der Therapie

Beispiel: *Daciana kommt mit fünf Jahren zum ersten Mal zur logopädischen Therapie. Nach dem Erstgespräch mit ihrer Mutter hört die Therapeutin Katja heraus, dass sie auf Empfehlung des Kindergartens gekommen sind. Daciana könne noch nicht zählen, habe Schwierigkeiten, im Morgenkreis sitzen zu bleiben, und zeigt kein Interesse an Büchern, wenn sie im Kindergarten vorgelesen oder in der Bücherecke betrachtet werden. Außerdem würden die Erzieherinnen meinen, dass Daciana Anderen nicht zuhört und beim Erzählen nicht verstanden werden kann. Als die Therapeutin Katja die Mutter fragt, wie es zu Hause ist, erfährt sie von ihr, dass zum Bücherbetrachten oder zum Erzählen keine Zeit bleibt, da sie den ganzen Tag bis 20.00 Uhr arbeitet. Daciana sei doch noch ein Kind, sodass sie nicht zählen können müsse, und die Sprache müsse bei einem Kind auch nicht ganz verständlich sein. Das werde sie ja doch noch alles lernen...*

Die Motivation der Eltern, das Erkennen des Handlungsbedarfs oder die Auffassung über den Stellenwert der Therapie und wie das häusliche Üben zum Therapieerfolg beiträgt, kann sich je nach dem familiären Hintergrund sehr unterscheiden. Sind die Sprachkenntnisse der Eltern nicht ausreichend, um die logopädischen Hausaufgaben zu betreuen, kann es für die Therapeutin eine Herausforderung darstellen. Je nach kulturellem und familiärem Hintergrund können die Beschäftigung der Eltern mit ihren Kindern oder die Rolle der älteren Geschwister unterschiedlich betrachtet werden. Die Aufgabe der Therapeutin ist es, den Stellenwert der Therapie zu verdeutlichen, die Bedeutung der Übung für den Transfer sowie den Anteil der Verantwortung der Eltern für den Therapieerfolg hervorzuheben. Bei High-Context-Kulturen, multiaktiven Kulturen oder Kulturen, in denen die Beziehungsebene eine größere Rolle als die Sachebene spielt, hilft es, einen Bezug herzustellen. Dies kann durch die Schilderung von Selbsterfahrungen, Verdeutlichung der Bedeutung der Sprache für die Schule oder Beispiele von anderen Kindern und Familien erfolgen.

7.3   Zusammenfassung

Die Abb. 7.1 fasst den Baustein Informationen zusammen. Dabei werden einzelne Elemente des Bausteins und die Besonderheiten der logopädischen Beratungssituation dargestellt. Darüber hinaus können hier weitere Faktoren, wie etwa das Hintergrundwissen der Therapeutin über die Familie und Kultur oder die Sprachkenntnisse der Eltern das therapeutische Gespräch im Kontext der Mehrsprachigkeit beeinflussen.

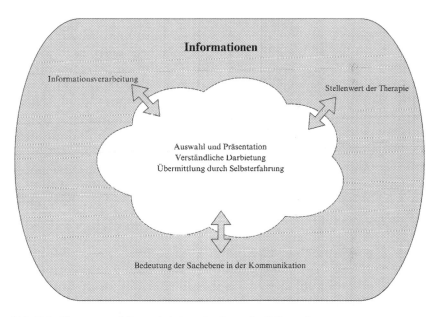

Abb. 7.1   Elemente und Besonderheiten des Bausteins Informationen

Konflikte und Lösungen

8

Der Umgang mit Konflikten und die Lösungssuche stellen weitere Bausteine eines Beratungsgesprächs dar. Konflikte können aufgrund von Gefühlen oder Situationen entstehen, die jeweils anders wahrgenommen oder interpretiert werden. Grundlegend können fünf unterschiedliche Gründe für Konflikte differenziert werden (Kumbruck & Derboven, 2016):

- Bewertungs- und Zielkonflikte, die sich aufgrund von Meinungsverschiedenheiten bezüglich der Ziele entwickeln können.
- Beurteilungs- und Wahrnehmungskonflikte entstehen, wenn die Art und Weise der Zielerreichung oder eine erschwerte Kommunikation zu Unstimmigkeiten führen.
- Rollenkonflikte kommen aufgrund von unterschiedlichen Vorstellungen von Konstellationen innerhalb eines Systems vor.
- Verteilungskonflikte entstehen durch Unstimmigkeiten bezüglich der Verteilung von Ressourcen.
- Beziehungskonflikte resultieren aus einer Ablehnung oder Abwertung von anderen Personen.

8.1 Elemente

Für die Elternberatung im Kontext der Mehrsprachigkeit relevante Elemente der Bausteine Konflikte und Lösungen:

M. Hricová, *Das Elterngespräch in der Logopädie bei Mehrsprachigkeit,* essentials, https://doi.org/10.1007/978-3-662-66877-1_8

1. Kontext und Problem erfassen: Eine lösungsorientierte Beratung basiert auf dem systemischen Ansatz. Der soziale Kontext spielt hier daher eine bedeutende Rolle. Hierzu gehören die Familienkonstellation, die Verteilung der Rollen und der sprachlich-kulturelle Hintergrund des Kindes. Theoretisches Wissen der Therapeutin zu kulturellen Dimensionen, Beobachten des Verhaltens und Reflektieren der Kommunikation können hilfreiche Hinweise zur Erfassung der Problematik liefern. Die Klärung des Kontextes und des Problems stellt einen wichtigen Punkt in der kultursensitiven Arbeit dar, da dadurch die Sichtweisen der Eltern erfasst werden und Eltern als Experten für das familiäre Umfeld einbezogen werden können. Die Kombination aus dem Expertenwissen der Eltern und dem Fachwissen der Logopädin macht eine gute Elternarbeit aus (Rodrian, 2009).

2. Ziele formulieren: Das Ziel eines Beratungsgesprächs orientiert sich an den Anliegen und trägt zur Lösung des Problems bei. Hierbei sollte unter anderem der Kontext des Klienten beachtet werden, indem auf die bereits erfragten Informationen zurückgegriffen wird (Büttner & Quindel, 2013). Im Rahmen der kultursensitiven Arbeit ist die Berücksichtigung des Familienkontextes wichtig, um einschätzen zu können, ob bestimmte Zielsetzungen umsetzbar sind. Das Kommunikationsverhalten kann je nach kulturellen und familiären Einflüssen variieren. Die Zurückhaltung von reaktiven Kulturen (nach Lewis) kann dazu führen, dass Eltern eigeninitiativ kein Ziel nennen oder der Umgang und die zeitliche Ausrichtung bezüglich der Ziele (Langzeit- vs. Kurzzeitorientierung nach Hofstede) sich stark unterscheiden.

3. Lösungen konstruieren, aufzeigen und bewerten: Bei der Konstruktion der Lösungen, die zur Umsetzung des Ziels führen, sollen gemeinsam mit der Therapeutin Methoden und Wege gefunden werden, wie man die während der Therapie erarbeiteten Inhalten in den Familienalltag transferieren kann. Die Berücksichtigung des sozialen Systems spielt dabei eine Rolle (Büttner & Quindel, 2013). Vor dem Hintergrund der Mehrsprachigkeit sollen hier die möglichen durch die kulturellen Einflüsse entstandenen Differenzen in den Ansichten und im Verhalten berücksichtigt werden. Beim Aufzeigen der Lösungen kann sich die Therapeutin einiger Techniken aus der systemischen Beratung bedienen wie etwa Skalierung oder Reframing. Skalierung eignet sich sehr gut, um Therapieerfolge nonverbal zu visualisieren. Reframing ermöglicht ressourcenorientiertes Arbeiten, indem etwa eine (problematische) Verhaltensweise aus einer neuen Perspektive betrachtet wird. Bei der Lösungsbewertung werden das Erreichen der Ziele und die Wege, die dazu führen, reflektiert. Vor dem Hintergrund der kulturellen Einflüsse soll hier auf die

sprachlichen (verbalen und nonverbalen) Ressourcen der Eltern Rücksicht genommen werden.

4. Umgang mit Konflikten: Im Laufe des Beratungsprozesses können verschiedene Konfliktformen (s. o.) auftreten. Die Therapeutin soll in der Lage sein, diese rechtzeitig wahrzunehmen und zu reagieren, bevor es zu einer unerwünschten Reaktion wie etwa einer Polarisierung, Egozentrik, Regression oder Rigidität kommt. Folgende Einstellungen zu Konflikten sind hilfreich (Büttner & Quindel, 2013):

- frühzeitig in Konflikte einsteigen,
- Konfliktebene klären,
- eigene Bedürfnisse wahrnehmen und äußern,
- Bedürfnisse des anderen akzeptieren,
- unterschiedliche Positionen deutlich machen.

Im Kontext der kultursensitiven Elternberatung können Bewertungs- und Zielkonflikte aufgrund unterschiedlichen Ansichten oder Meinungsverschiedenheiten entstehen. Differenzen in der Nähe und Distanz in der Kommunikation oder in der Zeitwahrnehmung spielen hier auch eine Rolle. In den Bereichen der Zielformulierung, Lösungsfindung und deren Umsetzung kann es aufgrund von eingeschränkter Kommunikation oder unterschiedlichen Herangehensweisen zu Beurteilungs- und Wahrnehmungskonflikten kommen. Bei Rollenkonflikten und Verteilungskonflikten können die Differenzen in der Wahrnehmung der Machtdistanz, Maskulinität, Nachgiebigkeit, Kollektivismus/Individualismus oder die Langzeit-/Kurzzeitorientierung einen Einfluss haben. Unterschiedliche Werte und Normen führen zwangsläufig zu spezifischen Sicht- und Verhaltensweisen, die für „Kulturfremde" nicht nachvollziehbar sind. Kommt es im Zuge dessen zu einer Ablehnung des Gesprächspartners, kann ein Beziehungskonflikt entstehen.

5. Metakommunikation und Ansprechen vom problematischen Verhalten: Um ein professionelles Handeln garantieren zu können, sollte vor dem Ansprechen von problematischem Verhalten eine Selbstreflexion der Therapeutin erfolgen (Matuschek, 2013). Hierbei sollen der Gesprächsverlauf sowie die kulturellen Werte beider Seiten berücksichtigt werden. Reicht die Selbstreflexion allerdings nicht aus, um den Auslöser für das Problem ausfindig zu machen, sollte das Problem in der Beratungssituation angesprochen werden. Hierbei kann zum Beispiel auf die Metakommunikation zurückgegriffen werden und zunächst einmal die Gesprächssituation analysiert werden (Klyscz & Hricová, 2020). Dabei kann geklärt werden, wie der zwischenmenschliche Umgang wahrgenommen und die Informationen verstanden werden. Sind Fehler beim Senden und Empfangen von Nachrichten entstanden, kann dies

zu Missverständnissen führen. Bei der Metakommunikation wird nicht das eigentliche Problem analysiert, sondern die Kommunikation untereinander. Mögliche Konflikte können entstehen, wenn die Beziehung zwischen der Therapeutin und dem Klienten (symmetrisch vs. komplementär) unterschiedlich wahrgenommen wird.

6. Umgang mit Kritik und Feedback: Im Laufe der Therapie und der Elternberatung kann es zu unterschiedlichen Erwartungen oder Vorstellungen bezüglich des Therapieverlaufs kommen. Bei der Thematisierung von Problemen, Kritik oder Feedback bedarf es stets einer empathischen Vorgehensweise. Die Situation soll ohne Vorwürfe, wertefrei und neutral betrachtet und beschrieben werden. Beide Sichtweisen – die der Therapeutin und die der Eltern – sollen thematisiert werden. Meyer beschreibt in ihren Kulturellen Dimensionen die Unterschiede im Widersprechen (Meyer, 2018). Bei Kulturen, die bei Meinungsverschiedenheiten konfrontativ vorgehen, wird dies als angemessen angesehen, ohne die Beziehung der Beteiligten zu beeinflussen. Dagegen wird in den Kulturen, die eher Konflikt vermeidend sind, eine offene Konfrontation als unangebracht betrachtet und kann die Beziehung oder die Gruppendynamik negativ beeinflussen. In der Beratung muss neben dem theoretischen Wissen zu den kulturellen Parametern unbedingt das Verhalten die Situation im individuellen Fall berücksichtigt werden, um eine Polarisierung oder Verallgemeinerung zu vermeiden. Eltern anzuregen, deren Anliegen und Feedback explizit zu äußern, ermöglicht der Therapeutin, die Zusammenarbeit besser zu gestalten und dadurch ihre (inter)kulturellen Kompetenzen zu erweitern.

8.2　Besonderheiten

Auf der Basis von Ausführungen zum Umgang von Konflikten und Lösungssuchen ergeben sich einige Besonderheiten, die in der logopädischen Beratung im Kontext einer Mehrsprachigkeit auftreten können. Auf diese wird im Folgenden eingegangen.

8.2.1　Familienkonstellation und sprachlicher Hintergrund

Beispiel: *Frau Abu kommt mit ihren sechsjährigen Zwillingen Said und Safi zur logopädischen Diagnostik. Logopädin Katja führt das Anamnesegespräch mit der Mutter.*

Die Jungen helfen dabei und übersetzten manche Fragen ins Arabische, wenn Frau Abu nicht gut versteht. Nach der ersten Sitzung werden für die beiden regelmäßige Termine ausgemacht. Beim nächsten Mal werden die Zwillinge von ihrer älteren Schwester begleitet. Als Katja nach dem Grund fragt, heißt es, dass die Mutter heute nicht kommen konnte. Nachdem sich die Situation wiederholt, beschließt Katja, Frau Abu darauf anzusprechen. Diese verweist sie am Telefon auf ihren Mann, der besser Deutsch sprechen würde. Herr Abu erzählt Katja, dass seine Frau nicht jedes Mal die Zwillinge zur Therapie begleiten kann, da zu Hause neben dem Haushalt noch ein kleiner Bruder versorgt werden muss. Die ältere Schwester sei schon alt genug, um diese Aufgabe zu übernehmen. Katja könne mit ihr ruhig die Hausaufgaben besprechen, da sie ja auch besser als die Mutter Deutsch sprechen würde.

Die Therapeutin braucht Informationen zum familiären Kontext. Ein Überblick über die sprachliche und kulturelle Konstellation zu Hause, Sprachkenntnisse oder die Rollenverteilung innerhalb der Familie kann zum besseren Verständnis der Verhältnisse führen und möglichen Konflikten vorbeugen. Wie ist die Rollenverteilung innerhalb der Familie? Wer hat welche Verantwortung, wer übernimmt welche Aufgaben? Ein weiterer Aspekt sind die Sprachkenntnisse. Sind Eltern in der Lage, das Beratungsgespräch ohne Hilfe zu führen oder das Kind zu Hause sprachlich zu unterstützen? In diesem Kontext kann geklärt werden, ob ältere Geschwister die Übungen übernehmen können. Um in solch einem Fall Rollenkonflikte zu vermeiden, müssen die Therapieziele und Anforderungen der Therapeutin mit denen der Familie thematisiert und in Einklang gebracht werden. Eine Herausforderung bei der Erarbeitung von Lösungen kann die Fremdbestimmung sein. In manchen Fällen schränkt das Umfeld die Umsetzung der Ziele ein. Die Klärung des Kontextes, die Betrachtung des sozialen Systems und das Anpassen an die jeweilige individuelle Situation sind für eine erfolgreiche Beratung daher unbedingt notwendig.

8.2.2 Individualismus und Kollektivismus

Beispiel: *In die logopädische Praxis kommt ein älterer Herr, um einen Termin für seine Enkelin Krenare zu vereinbaren. Herr Gashi berichtet, dass Krenare nicht richtig Albanisch sprechen könne, ihr Deutsch könne er nur bedingt beurteilen. Er erzählt, dass der Kindergarten seiner Tochter angeraten hat, eine logopädische Behandlung zu suchen, und erzählt von den Verhältnissen zu Hause. Zum nächsten Termin begleiten der Opa und die Mutter die vierjährige Krenare. Zum dritten Termin kommt die Mutter mit der Tochter allein. Krenare beteiligt sich motiviert an den Sitzungen und erzählt immer wieder, dass sie die Übungen ihrem Cousin zeigen möchte und die angebotenen Spiele mit ihm spielt. Der Cousin begleitet das Mädchen und die Mutter häufig zu den logopädischen Terminen und möchte ein Teil des Geschehens sein.*

In kollektivistischen Kulturen steht die Gruppe mit ihrer Dynamik im Vordergrund. Das Individuum wird als Teil dieser Gruppe angesehen. Das individuelle Problem wird hier als Teil der gemeinsamen Verantwortung betrachtet. Gegenseitige Unterstützung und Fürsorge spielen dabei eine Rolle. Im Kontext der Beratung und der Elternarbeit ist zu berücksichtigen, wer alles aus der Sicht der Familie zum Kontext des Problems gehört, wer sich an der Zielformulierung oder Entscheidungsfindung beteiligt und welchen Einfluss weitere Personen (wie etwa in diesem Fall der Cousin) auf den Erfolg der Therapie haben können. In individualistischen Gesellschaften dagegen spielen Autonomie, Unabhängigkeit und Selbstbestimmung eine wichtige Rolle. Das Individuum sorgt für sich selbst und löst Probleme ohne Unterstützung der Gruppe.

8.2.3 Verständnis von Zeit und Raum

Beispiel: Herr Jakobi kommt mit seinem fünfjährigen Sohn zum Erstgespräch in die logopädische Praxis. Logopädin Katja nimmt die Verordnung entgegen. Ihr fällt auf, dass diese bereits vor einigen Wochen ausgestellt worden ist. Im Laufe des Gesprächs erfährt sie, dass für den kleinen Baran bereits vor einem Jahr Logopädie vom Arzt verschrieben worden ist. Irgendwie seien sie nicht dazu gekommen, einen Termin zu vereinbaren...

Die Zeitwahrnehmung und das Zeitverständnis können zwischen den Kulturen variieren. Hall unterscheidet in seiner Dimension Zeit monochrone und polychrone Gesellschaften. Monochrone Kulturen achten darauf, ihr Leben zusammenhängend zu planen und alle Aufgaben strukturiert aufeinander aufzubauen. Polychrone Gesellschaften, dagegen gehen die Aufgaben weniger strukturiert an, häufig ohne feste Zeitpläne. Meyer unterscheidet Kulturen danach, ob sie die Termine zeitlich linear oder flexibel vereinbaren (Meyer, 2018). Bei den zeitlich flexiblen Kulturen sind die Unterbrechungen oder Verschiebungen der Termine akzeptabel, während in den Kulturen mit zeitlich linearer Ausrichtung ein großer Wert auf den Zeitplan gelegt wird. Im logopädisch-therapeutischen Kontext spielt auch die Kulturdimension Langzeitorientierung vs. Kurzzeitorientierung (nach Hofstede) eine Rolle. Bei der gemeinsamen Zielformulierung ist zu berücksichtigen, wie die Aufgaben und Zeitpläne von den Eltern wahrgenommen werden. Werden sie eingehalten? Wird eine langfristige Veränderung angestrebt, oder soll lediglich der derzeitige Stand verändert werden? Dementsprechend können die Spezifika thematisiert und Ziele an die individuellen Verhaltensweisen angepasst werden.

Die Dimension Raum bezieht sich auf die Wahrnehmung der Distanz in der zwischenmenschlichen Kommunikation und Beziehungen. Dabei geht es hier nicht nur um die tatsächliche Distanz zwischen den Personen im Raum, wie sie von Hall in seinem Modell (s. o.) beschrieben wird, sondern auch um die wahrgenommene Nähe und Distanz im Gespräch und ihre Bedeutung für die soziale Situation. Die Akzeptanz von zwischenmenschlicher Nähe kann je nach Kultur variieren und unterschiedlich ausgeprägt sein. Im Umgang mit Konflikten, Kritik und Feedback sind diese Besonderheiten zu berücksichtigen.

8.2.4   Maskulinität und Femininität

Beispiel: Logopädin Katja betreut seit einigen Monaten den fünfjährigen Reno, der dreisprachig italienisch-japanisch-deutsch aufwächst. Seine Eltern zeigen sich am Therapieverlauf sehr interessiert, beteiligen sich an der Zielformulierung und besprechen mit Katja regelmäßig die Zwischenergebnisse. Reno arbeitet auch immer sehr motiviert mit. Kommt eine Aufgabe vor, die schwierig erscheint, sagt Reno manchmal: „Das muss ich lernen, sonst komme ich nicht in die Schule!" An solchen Tagen fragt er nach einem extra Blatt um noch mehr zu üben. Gibt Katja nach einer Therapiestunde keine Aufgabe für zu Hause auf, fragen die Eltern explizit danach. Vor den Ferien möchten die Eltern zusätzliche Aufgaben, um den Therapiefortschritt nicht zu gefährden. Materielle Belohnung ist für Reno, nicht nur für seine Erfolge in der Logopädie, sondern auch in der Japanischen Samstagsschule keine Seltenheit.

Die Dimension Maskulinität vs. Feminität beschreibt, welche Werte die Gesellschaft prägen. Die maskuline Seite dieser Dimension stellt Werte wie Leistung, Wettbewerb, Durchsetzungsvermögen oder materielle Belohnungen für den Erfolg in den Vordergrund. Als erfolgreich wird die Person gesehen, die sich als die Beste in einem Bereich zeigt oder aus der Masse hervorgeht. Auf der femininen Seite der Dimension befinden sich Werte wie Kooperation, Fürsorge oder Lebensqualität. Eine Gesellschaft auf dieser Seite der Dimension ist insgesamt konsensorientierter als eine maskuline Gesellschaft. In der zwischenmenschlichen Interaktion kann die unterschiedliche Ausprägung dieser Dimension zur unterschiedlichen Wahrnehmung der Rollen führen. Die Differenzen im Rollenverständnis können sich auf die Rollen innerhalb der Familie beziehen. Ein Rollenkonflikt kann aber auch dann entstehen, wenn die individuelle Sichtweise der Eltern bezogen auf die Rollen im therapeutischen Kontext nicht mit der Sichtweise der Therapeutin geteilt wird. Tritt ein Konflikt auf, ist das Wissen zu kulturellen Besonderheiten heranzuziehen. Dabei soll die individuelle Situation der Familie nicht außer Acht gelassen werden, damit gemeinsam ein Weg gefunden werden kann, indem die Wünsche und Ansichten der Eltern mit den Therapiezielen vereinbar bleiben.

8.2.5 Unsicherheitsvermeidung

Beispiel: Die kleine Alina, die zweisprachig russisch-deutsch aufwächst, kommt seit einigen Monaten in die Praxis. Sie erhält Logopädie bei Olga auf Russisch und bei Katja auf Deutsch. Alina arbeitet in der Therapie immer sehr fleißig mit. Zum Ende der Therapiestunde fragt sie häufig, was sie zu Hause erledigen soll, oder was sie beim nächsten Mal, wenn sie kommt, zusammen machen werden. Katja fällt auf, dass Frau Wasiljewa im Elterngespräch viele Fragen zum Störungsbild stellt und zu Beginn eine genaue Einschätzung bezogen auf die Prognose haben wollte. Als Katja nicht beantworten konnte, ob sie mit Alina nach 30 Therapiestunden das Therapieziel sicher erreicht habe, wurde Frau Wasiljewa unzufrieden. Nachdem sich Katja mit der Kollegin Olga über das Gespräch ausgetauscht hatte, konnte sie das Verhalten der Mutter besser verstehen.

Die Dimension Unsicherheitsvermeidung (nach Hofstede) beschreibt, wie die Menschen mit neuen ungewohnten Situationen umgehen. Kulturen mit hohem Grad der Unsicherheitsvermeidung können schwer mit ungewohnten Situationen oder unstimmigen Sachverhalten umgehen und brauchen einen geregelten Ablauf. Dementsprechend tendieren sie dazu, durch die genaue Hintergrundinformationen oder Planung der Zukunft die Unsicherheit aus künftigen noch unbekannten Situationen zu reduzieren. In der logopädischen Beratung kann so berücksichtigt werden, wie viel Informationen Eltern zum Störungsbild, zum Ablauf oder zur Prognose brauchen, oder wie wichtig die genaue Zielformulierung und regelmäßige Überprüfung der Zwischenschritte bezogen auf den angestrebten Therapieerfolg für die Familie ist.

8.2.6 Aufgabenlösung und zwischenmenschliche Beziehung

Beispiel: Die Praktikantin Julia darf heute die Therapiestunde mit dem spanisch-deutsch zweisprachigen Diego gestalten und durchführen. Therapeutin Macarena sitzt dabei. Julia begrüßt die Mutter und den kleinen Jungen, und kurz danach möchte sie zur ersten Aufgabe übergehen. Frau Díaz begrüßt auch Macarena und erwähnt, dass sie mit Diego neulich seine Großeltern besucht hat. Dabei ermutigt sie Diego, Julia zu erzählen, wo sie waren und was sie dort erlebt haben. Diego freut sich und erzählt begeistert, was er mit Opa und Oma gemacht hat und wie es ihm gefallen hatte. Während der Erzählung wird auch Macarena miteinbezogen. Julia, die für die Begrüßung viel weniger Zeit eingeplant hatte, als das Gespräch jetzt dauert, wird *langsam unruhig. Die Aufgaben der heutigen Stunde, so wie sie es vorhatte, sind wohl nicht mehr realisierbar.*

Während der Elternzusammenarbeit ist es wichtig zu verstehen, wo deren Prioritäten liegen. Was steht im Vordergrund? Aufgabe oder Beziehung? Meyer (2018) unterscheidet die Kulturdimension Vertrauen, in der sie die Kulturen zwischen aufgaben- und beziehungsbasiert einordnet. Im Modell von Lewis (2007) werden die Kulturen nach deren Verhaltensmustern kategorisiert. Bei linear-aktiven Kulturen liegt der Fokus auf den Aufgaben und deren linearer Erledigung. Darauf basiert eine gute Beziehung bzw. ein gutes Beratungsgespräch. Bei multiaktiven Kulturen wird ein großer Wert auf Familie, Gefühle und Beziehungen gelegt. Aufgaben oder Aktivitäten brauchen eine positive Atmosphäre, persönliche Motivation und einen gewissen Grad an emotionaler Ladung, um als erfolgreich wahrgenommen zu werden.

8.3 Zusammenfassung

Den Baustein Konflikte und Lösungen fasst die Abb. 8.1 zusammen. In diesem komplexen Baustein können neben den darstellten Besonderheiten vor dem Hintergrund kultureller Spezifika auch weitere Faktoren, wie etwa Motivation der Eltern mitzuarbeiten, die Fähigkeit der Eltern, den Handlungsbedarf zu erkennen, darüber hinaus Eigeninitiative oder Selbstreflexion die logopädische Beratungssituation beeinflussen.

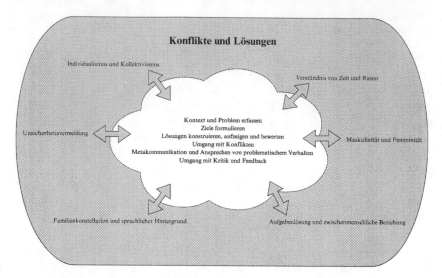

Abb. 8.1 Elemente und Besonderheiten des Bausteins Konflikte und Lösungen

Was Sie aus diesem *essential* mitnehmen können

- Bewusstsein für die Besonderheiten in der Beratung bei Mehrsprachigkeit
- Theoretisches Wissen zu den Modellen verschiedener Kulturen
- Strategien für die inter(trans)kulturelle Gesprächsführung im logopädischen Kontext
- Elemente logopädischer Beratung vor dem Hintergrund der Mehrsprachigkeit
- Verständnis für die Besonderheiten der Elternberatung anhand praktischer Beispiele

Literatur

Batmaz, A. (2015). Besonderheiten der türkischen Kultur im sprachtherapeutischen Alltag. *Praxis Sprache,* (2), 102–104.

Bolten, J. (2013). Fuzzy Cultures: Konsequenzen eines offenen und mehrwertigen Kulturbegriffs für Konzeptualisierungen interkultureller Personalentwicklungsmaßnahmen. *Mondial: Sietar Journal für interkulturelle Perspektiven, 19,* 4–9.

Borke, J., & Keller, H. (2021). *Kultursensitive Frühpädagogik* (2., überarbeitete Aufl.). W. Kohlhammer (Entwicklung und Bildung in der Frühen Kindheit).

Büttner, C., & Quindel, R. (2013). *Gesprächsführung und Beratung. Sicherheit und Kompetenz im Therapiegespräch (Praxiswissen Logopädie).* Springer.

Gesteland, R. R. (2008). *Cross-cultural business behavior. Negotiating, selling, sourcing and managing across cultures* (4. Aufl., 4. Impression). Copenhagen Business School Press.

Hall, E. T., & Hall, M. R. (2006). *Understanding cultural differences. Germans, French and Americans. [Nachdr.].* Intercultural Press.

Hansen, K. P. (2011). *Kultur und Kulturwissenschaft. Eine Einführung* (4., vollständig überarbeitete Aufl.). A. Francke Verlag (UTB Kulturwissenschaft).

Hoffman, E. (2020). *Interkulturelle Gesprächsführung. Menschen begegnen einander, nicht Kulturen.* Springer (*essentials*).

Jessner, U., & Allgäuer-Hackl, E. (2015). Mehrsprachigkeit aus einer dynamisch-komplexen Sicht oder warum sind Mehrsprachige nicht einsprachig in mehrfacher Ausführung? In E. Allgäuer-Hackl, K. Brogan, U. Henning, B. Hufeisen, & J. Schlabach (Hrsg.), *Mehr-Sprachen? – PlurCur! Berichte aus Forschung und Praxis zu Gesamtsprachencurricula* (Mehrsprachigkeit und multiples Sprachenlernen = Multilingualism and multiple language acquisition and learning, Bd. 11, S. 209–229). Schneider Verlag Hohengehren.

Klyscz, V., & Hricová, M. (2020). Ein (inter)kultureller Leitfaden für die Elternberatung in der sprachtherapeutischen Arbeit mit mehrsprachigen Kindern. *Praxis Sprache,* (3), 154–159.

Kumbruck, C., & Derboven, W. (2016). Kulturelle Unterschiede: Werteorientierungen, Werte und Verhalten. In C. Kumbruck (Hrsg.), *Interkulturelles Training. Trainingsmanual zur Förderung interkultureller Kompetenzen in der Arbeit* (3. Aufl., S. 25–45). Springer Berlin Heidelberg.

Lewis, R. D. (2007). *The cultural imperative. Global trends in the 21st century.* Intercultural Press.

M. Hricová, *Das Elterngespräch in der Logopädie bei Mehrsprachigkeit,* essentials,
https://doi.org/10.1007/978-3-662-66877-1

Matuschek, K. (2013). *Der schwierige Klient – der schwierige Therapeut. Wenn gestörte Kommunikation die therapeutische Arbeit behindert* (1. Aufl.). AV Akademikerverlag.

Meyer, E. (2018). *Die Culture Map. Ihr Kompass für das internationale Business* (1. Aufl.). Wiley-VCH Verlag Gmbh & Co. KGaA.

Nellum Davis, P., & Banks, T. (2012). Intervention for multicultural and international clients with communication disorders. In D. Battle (Hrsg.), *Communication disorders in multicultural and international populations* (4. Aufl., S. 276–296). Elsevier/Mosby.

Niebuhr-Siebert, S. (2021). Sprachtherapeutische Beratung unter Berücksichtigung kultureller Vielfalt und Translingualität. In J. Steiner (Hrsg.), *Innovative Beratung in der Logopädie. Handreichungen für die Praxis: Mit zahlreichen Beispielen aus der (Online-) Beratungspraxis* (1. Aufl., S. 75–95). Schulz-Kirchner Verlag.

Poza, L. (2017). Translanguaging: Definitions, implications, and further needs in burgeoning inquiry. *Berkeley Review of Education, 6*(2), 101–128.

Riegler, J. (2003). Aktuelle Debatten zum Kulturbegriff. In: Kommission für Sozialanthropologie. Österreichische Akademie der Wissenschaften. (Hrsg.), *Working Papers der Kommission für Sozialanthropologie.* Verlag der Österreichischen Akademie der Wissenschaften (Wittgenstein 2000).

Rodrian, B. (2009). *Elterntraining Sprachförderung. Handreichung für Lehrer, Erzieher und Sprachtherapeuten* (Praxis der Sprachtherapie und Sprachheilpädagogik, Bd. 3). Reinhardt.

Rogers, C. R. (1973). *Die Klientbezogene Gesprächstherapie. = Client-centered therapy.* Kindler (Rogers-Therapie).

von Schlippe, A., & Schweitzer, J. (2019). *Systemische Interventionen* (4. Aufl.). Vandenhoeck & Ruprecht.

Thomas, A. (2004). Kulturverständnis aus Sicht der Interkulturellen Psychologie: Kultur als Orientierungssystem und Kulturstandards als Orientierungshilfen. Aspekte interpersonaler Kommunikation – Kultur als Orientierungssystem – Kulturstandards und ihre Handlungsfolgen. In H.-J. Lüsebrink (Hrsg.), *Konzepte der Interkulturellen Kommunikation. Theorieansätze und Praxisbezüge in interdisziplinärer Perspektive* (S. 145–156). Röhrig (Saarbrücker Studien zur Interkulturellen Kommunikation, 7).

Towers, I., & Peppler, A. (2017). Geert Hofstede und die Dimensionen einer Kultur. In A. Ternès & I. Towers (Hrsg.), *Interkulturelle Kommunikation. Länderporträts – Kulturunterschiede – Unternehmensbeispiele* (S. 15–20). Springer Gabler.

Vanderheiden, E., & Mayer, C.-H. (Hrsg.). (2014). *Handbuch Interkulturelle Öffnung. Grundlagen, Best Practice, Tools.* Vandenhoeck & Ruprecht.

Wagner, S. (2017). *Förderung bei kulturellen Differenzen* (1. Aufl.). Kohlhammer.

Watzlawick, P., Bavelas, J. B., & Jackson, D. D. (2011). *Menschliche Kommunikation. Formen, Störungen, Paradoxien* (12., unveränd. Aufl.). Huber.

Printed in the United States
by Baker & Taylor Publisher Services